U0098234

思想觀念的帶動者

文化現象的觀察者

本土經驗的整理者

生命故事的關懷者

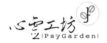

S e l f H e l p

顛倒的夢想，窒息的心願，沈淪的夢想
為在暗夜進出的靈魂，守住窗前最後的一盞燭光
直到晨星在天邊發亮

向那些罹患阿茲海默氏症的患者致敬，

因為他們的勇氣鼓舞了我們；

向他們的照顧者致敬，

因為照顧者的獻身，智慧和深情的照顧工作，

鼓舞了我們。

獻給全世界阿茲海默氏症協會或是組織中，

每天忙於幫助家屬的問題的朋友和工作人員，

也願有一天我們的這些工作不再需要了。

你忘了我，但我永遠記得你……

以友善尊嚴方式照護失智症親友

A Dignified Life:

The Best Friends Approach to Alzheimer's Care, A Guide for Family Caregivers

作　者─維吉尼亞・貝爾(Virginia Bell)

　　　　大衛・儲克索(David Troxel)

審閱者─陳震宇

譯　者─蔡佳芬

{目次}

第一部
阿茲海默氏症及失智症

了解阿茲海默氏症者的情緒和生病經驗，以及為何好朋友的對待方式可以成功地運用在他們身上

擔心和焦慮・挫折・困惑・失落・悲傷・困窘尷尬・被害感・害怕・生氣・孤立和寂寞・好朋友的對待方式

找出阿茲海默氏症和其他失智症主要問題的答案

偶而有記憶缺失的症狀，這樣是正常的嗎？

・醫生能否幫助我們釐清自己是否有失智的問題？

・如果醫師診斷我得了「失智阿茲海默氏症」，這代表什麼意思？得了失智症和一般所謂的老糊塗是一樣的意思嗎？

・或許可以治療的疾病

・目前尚無法回復的疾病

・如果醫師說我得了阿茲海默氏症，這代表什麼意思？

・所有罹患阿茲海默氏症者的疾病進程都一樣嗎？

・哪一種治療適合我？

- 其他的健康問題會導致失智症加重嗎？
- 什麼是精神異常藥物，它們有幫助嗎？
- 阿茲海默氏症是否會遺傳？
- 阿茲海默氏症可以預防嗎？
- 如何加入阿茲海默氏症或失智症的研究？
- 最後會變得如何？

　【第三章】現在呢？要做些什麼？了解診斷

被診斷是罹患一種不可回復的失智症時，現在開始籌劃你未來
要做的事情，以及最好的處理方式是哪些。

- 開放心胸去接受失智者的狀況
- 處理否認
- 對他人不要隱瞞自己家裡的情況
- 將法律和金錢的事務列表處理
- 需要為健康照顧服務制訂財務規畫
- 對你和你的社區做確實的評估
- 對於得到失智症的親人做確實的評估
- 努力維持，甚至加強家庭關係
- 持續成為社區的一份子
- 讓環境簡單而且安全

第二部
如何成為最好的朋友

　【第四章】全新的開始：友誼的藝術

找出哪些友誼的要素可以提供失智者新而有效的照顧方式。

- 好朋友會了解彼此的個性和過去的經歷
- 好朋友總是一起行動
- 好朋友會彼此溝通
- 好朋友能建立失智者的自尊

{目次}

第三部
進行好朋友的對待方式

{目次}

〔推薦短文〕

　　好朋友的照顧理念是體貼、諒解、同理、友善失智長者，不管是對居家照顧或是機構照顧都是很重要的原則且是值得推廣的方式。作者以90歲高齡仍致力於推動人性化的照顧，值得推崇。

台灣失智症協會理事長　邱銘章

　　照顧失智長者對照顧者最大的挑戰是「如何放下糾正失智者之企圖」。本書好朋友的照顧方法正好可以有效幫助照顧者放下糾察隊、指導者、嚴父嚴母的角色，改採好朋友的角色，和失智者成為「同一國的好朋友」。

台灣失智症協會秘書長　湯麗玉

　　當記憶力與和問題解決能力退化之後，理性與邏輯變得不再有效，但是情感依然有力量。尊嚴和尊重比起事實和真相更加有意義。本書原作者維吉尼亞・貝爾MSW和大衛・儲克索MPH指出，透過變成病患最好的朋友這過程，讓我們熟悉並維護所愛的病人的尊嚴。溝通和支持是照顧阿茲海默氏症，及相關失智症患者的家庭所面臨的全球性挑戰。蔡佳芬醫師（台北榮民總醫院精神部主治醫師，和前美國南加州大學訪問學者）翻譯了這本書，讓這本富有同情心和人性關懷的失智症照護書籍能以中文版本面世。我希望它為需要的人帶來幫助。

美國南加州大學神經科學教授、神經內科主任、阿茲海默氏症研究中心主持人　張叔仁（Helena C. Chui, M.D.）

　　蔡佳芬醫師曾到美國進修失智症相關知識，也同時參訪了當地的失智症照護機構，雖然兩地的文化背景不同，但國

外以人為中心的照護模式讓她留下深刻印象。在Prof. Helena Chui及社工師John Danner的鼓勵下,她利用空檔翻譯此書,試著將這個理念與我們分享,「將病人視為一個人來照護而非只照顧他的疾病」,「以好朋友的對待方式來照護失智症個案」。非常開心看到本書繁體中文版即將出版,提供失智症領域的工作者以及家屬照顧者一種愛與人性的照護概念。本書英文原名為A Dignified Life,意為「有尊嚴的生活/生命」,相信正是原作者與譯者最衷心的期盼,願助人者與被助者均能擁有這樣的生活。失智症至今仍是醫學領域重大的挑戰之一,歡迎有更多同仁與大眾與我們共同努力。

台灣臨床失智症學會理事長,

台北榮總神經醫學中心主治醫師　傅中玲

　　得到失智症不是你我可以選擇的,與其自怨自艾,不如多學習與疾病相處之道;「愛與幸福」是每個人需要的,不要因為家人或朋友失智,就讓它快速流失。

　　失智症的病程是漸進式的,有時候會長達十幾年,需要長期的支持、協助與照護。很高興有這本手冊的中譯本,這本手冊針對失智常見的問題行為,提供多種務實的建議可以供讀者參考,特別強調從正向及樂觀幽默的角度,讓大家更了解如何去面對失智;它可以幫助失智者、失能者的家人以及親朋好友更了解失智症的照護,讓病人與照護者在這過程中,能有較好的生活品質與互動技巧。

　　長期照護是一段長跑歷程,國內有很多專業人士與團體,會與照顧者攜手陪伴,提供專業關懷。台灣面對高齡海嘯,因為失智而需要長期照護的國人會愈來愈多,這本手冊可以幫助您周圍失智的朋友或親人,很值得推薦給您。

台灣長期照護專業協會理事長　吳肖琪

邁向精緻的老年照護

賴德仁
中山醫學大學 校長
台灣老年精神醫學會 理事長

　　恭喜蔡佳芬秘書長翻譯這本非常有意義的書，我真難以想像蔡醫師身兼多職，如何有空翻譯書籍，經我審視這本書《你忘了我，但我永遠記得你：以友善尊嚴方式照護失智症親友》後，我才知道蔡醫師確實為我們華人地區的失智症患者、親友及照顧者找到這一本書，以實際照顧之經驗累積，以真人真事為例，列舉了照顧者在日常生活中會遭遇的各種問題。

　　照顧失智症的臨床工作同仁經常朗朗上口的一句話「當失智症患者進來診間時，記得患者至少兩個」。在台灣仍有很多人對於失智症缺乏認識，認為年紀大了記憶不好是正常的事，等到長輩開始晚上不睡覺、情緒激動、幻覺、妄想、謾罵等行為精神症狀產生時，才驚覺有病，當送到醫院時常已是中度失智症以上。雖然現在已有很多藥物可以改善失智症的行為精神症狀，但仍有部分症狀並不能得到完全緩解。很多照顧者是從照顧過程當中摸索照顧技巧，且在照顧過程中產生自責、疲累、挫折、憂鬱、暴躁、失眠、與患者的衝突，甚至無法工作或繼續參與平常之社會活動與正常的居家生活。照顧者在身心耗竭之下，當然無法照顧患者，自己也陷入苦惱之中。

　　本書作者之一維吉尼亞・貝爾（Virginia Bell）一生奉獻

給家庭和教會，六十歲時在肯塔基大學山達斯布朗老年中心擔任家庭諮商工作，成立「伸手助人成人日間中心」，並和另一位作者大衛‧儲克索（David Troxel）一起運用「好朋友的對待方式」協助照顧者及其家屬得到更有尊嚴且溫暖的照顧和互動。本書從心靈層面、人性為本的角度，把「好朋友的對待方式」介紹給照顧者，讓照顧者懂得如何減輕精神與經濟上的負擔，在充滿愛與尊嚴的環境中，提供實用的建議、同理心及樂觀性。

台灣老年精神醫學會已成立七年，感謝蔡醫師過去無私的奉獻並對於本學會的持續協助，而這本書的出版更可以實現本會朝向精緻的老年精神醫學照顧的願景。建議身為照顧者及醫療同仁均要人手一本，並互相分享討論如何運用這些經驗在臨床照顧之中，如此就是失智症患者及家屬的福音，也讓台灣在老年失智症照顧上朝向文明國家邁向一大步。

失智症照護的珍貴實務經驗

黃正平　《臨床老年精神醫學》作者，前台灣老年精神醫學會
理事長，台灣失智症協會顧問，台灣臨床失智症學會常務理事

　　到目前為止，還未出現有特效藥可以根治失智症，故在臨
床上，對失智症的處理，著重在照護，所謂失智症的照護
（dementia care），其目標不僅希望病程退化速度緩慢，達到所
謂「保持原狀就是進步」的境界，且能提升患者及其家人心靈
生活的品質，讓失智症者在充滿愛及尊嚴的氣氛下安然度過未
來的歲月。

　　在臨床上，常遇到失智症者的家人因照護其親人而引起巨
大的心理壓力，造成身心上的創傷，最後也跟患者一起尋求精
神醫學的求助，故如何照護失智症者的知識，不僅對其家人，
且對相關醫療及專業人員，就顯得非常重要。

　　在美國肯塔基大學山達斯布朗老年中心，有長期擔任照護失
智症者的專家，貝爾女士及儲克索先生，根據對失智症者照護的
經驗，聯手執筆著作本書，此書以真人真事為例，列舉了照護者
在日常生活中所遭遇的各種問題，並提供失智症者家人、照護者
及相關醫療專業人員具實用及有效的知識，這些內容的基礎，均
來自美國失智症者照護中心第一手的經驗資訊，非常難能可貴。
幸好本書經由台北榮總老年精神科蔡佳芬主治醫師，以她多年
對失智症的專業知識，再加上照護失智症者的臨床經驗，以儘
量保持作者寫書原汁原味的精神，翻譯成中文，讓台灣及華人
地區的失智症者家人、照護者及相關領域的專業人員，也能和
美國一樣，接受到相關照護的知識，嘉惠照護的技巧，提升患
者及家人的生活品質。本人極力推薦這本翻譯的中文書。

前言

　　得知阿茲海默氏症（Alzheimer's Disease）的診斷，對於失智者（Dementia）本身和他／她的照顧者而言，是一個令人震驚的壞消息。這個疾病逐步地造成記憶、判斷以及語言能力的減退，最後甚至是身體健康的喪失。阿茲海默氏症和其他失智症使個人的獨立能力消失，也讓照顧者受到毀滅性的打擊。要照顧一個罹患阿茲海默氏症的人，意味著你需要放棄自己的事業；在照顧阿茲海默氏症者的同時，還要顧及兒女的需求；因為時常要處理監督、支持和照顧病患身體以及情緒方面的艱困工作，而延後自己退休後黃金時光的夢想。

　　然而，還是有一些樂觀的理由，科學家在預防和治療阿茲海默氏症方面有許多新的進展。更多的支持性團體、教育方案、日間中心以及特殊的居住方案正在發展中。我們同時學習到許多如何和失智症的人互動的方法，這不同於一般人使用的方式，而是改善罹患阿茲海默氏症的人的生命，協助他們感受到安全、安心以及價值——幫助他們過著有尊嚴的生活。

　　本書是第一本針對家庭照顧者寫作的，有關照顧的應對以及理念的書籍。你很容易在你的照顧經驗中學習、了解以及應用這些理念。這種應對方式幫助你重新制定或是重新思考身為照顧者的生活，將照顧的工作由可怕的負擔，轉變為一個更有回饋以及較少挫折的成功照顧經驗。好朋友的對待方式（The Best Friends Approach）教導你如何提供良好的照顧技巧，如何簡單地解決困難的事物。

好朋友的對待方式會在你的照顧過程中提供有用的理解以及技巧。愛琳‧伊勒姆在使用好朋友的對待方式照顧她的先生後，做了以下的總結：「從一開始，我決定只做三件事情：我不會提高我的聲調，我不會和他發生爭執，以及我將盡可能地保持我的幽默感。」你可能要開始類似於愛琳的照顧生涯，讓我們一起先看一下好朋友的對待方式：

● **了解有關阿茲海默氏症以及相關失智症的情形：**當奇怪或是無法理解的行為出現時，如果你了解到這個行為出現的原因，這個行為就變得比較可以理解了。好朋友的對待方式建議你了解，是什麼因素導致這個行為的出現，允許你在失智者需要的時候，給予他們所需要的東西，也許是保證、身體的接觸，或是某些讓他們有「保留面子」的東西。

● **跟上最新的醫療研究結果：**最近失智症相關的研究發展快速，所以和最新的研究結果接軌，才不會錯失新的治療方式。本書會解釋一些治療或是研究的基礎知識，希望幫助你跟上目前的進展。

● **在得知失智症診斷後，開始做未來的計劃：**處理一開始的否認情緒是非常重要的；請和他人討論你的處境，以及開始尋找可以提供協助的服務及方案。本書會建議一些主要須思考的事項，包括法律和財務計畫、居家安全，以及失智症對於家庭關係的衝擊。

● **知道在溝通出現問題的時候，需要說或是做什麼：**阿茲海默氏症使得罹患失智症的人的理解能力，或是被他人理解的情形受到損害。當一個失智症的人在他（她）居住超過三十年的房子裡說著「我要回家」，或是事實上她已經超過一週沒有洗澡了，她仍然堅持說剛才已經洗澡了。使用

好朋友的對待方式會提供實用且有助的技巧、例子以及指導方針，在每個和失智者溝通的例子裡，同時呈現錯誤的以及正確的溝通方式。

● **使用正確的方式提供正確的活動：**因為失智者無法再從事過去喜愛的活動，或是開始新的活動，以至於他們會變得孤立、無聊且經常受到挫折。好朋友的對待方式將幫助你了解活動的目的，以及提供你許多可以填滿生活的點子。

● **鼓勵維持心靈或是宗教生活：**許多照顧者擔心失智者隨著疾病的退化，無法繼續維持過去心靈層面的生活。好朋友的對待方式重視每個人的心靈生活，你可以透過許多方法，譬如藝術、音樂以及大自然，甚至是宗教信仰，來滋養你的心靈生活。心靈層面的各種傳統或活動，可以在整個疾病過程中持續地維持。

● **成為你自己最好的朋友：**許多照顧者因這樣的角色造成自己身體上以及情緒上的負擔而耗竭，他們停止曾經喜愛的事物，變得和所照顧的人一樣孤立。好朋友的對待方式會幫助你建立一個能夠維持你自己的健康個人化的策略，即使在面對這個人生中最困難的挑戰時，也可以克服。

好朋友的對待方式第一次出現在一本書中，書名是「用對待好朋友的方式照顧阿茲海默症者」（*The Best Friends Approach to Alzhimer's Care*，Health Professions Press, 1996），這是為長期照顧機構中工作的專業人員所寫的書。令我們意外的是，書出版後第一個給我們回應的不是來自於護理之家的管理者，或是日間中心的負責人，而是一個罹患阿茲海默氏症的女士露絲・麥克雷諾德，她告訴我們，這本書幫助她變得更能接受未來且保持樂觀的態度。

好朋友的方式目前已經在全世界許多正規的照顧機構中

推行，其中包括紐西蘭、澳大利亞、芬蘭、巴西、南非以及義大利，有許多方案正在進行，其他許多國家也已經將好朋友的對待方式納入照顧過程中。在美國，奧瑞岡州及緬因州政府已經在州內採用好朋友的對待方式做為阿茲海默氏症照顧的典範，也提供好朋友的對待方式來訓練州內的長期照顧者。

本書將這個成功照顧方式帶給失智者的家人，它的內容奠基在我們第一本書的成功上，但本書的內容是集中在家庭照顧者的特殊需求。書裡含括了許多每天使用好朋友對待方式的失智症照顧者全新的故事和內容，這將協助你重新思考你的照顧方式，學習如何在你關心的人身上使用好朋友的對待方式，以及讓你的照顧工作可以更加有信心、有技巧和成功。在運用你由本書中學習到的照顧方式後，我們期望你以及你的親人很快地發現到，真的，好朋友的對待方式可以提供最佳的照顧。

我們直接和全國阿茲海默氏症協會各地分會、大學研究中心以及肯塔基州萊星頓市伸手助人協會成人日間中心裡的失智症者及他們的照顧者工作，藉由累積這些豐富的工作經驗來完成本書。伸手助人中心成立於1984年，是全國各地最早設立專一於失智症的成人日間中心之一。此中心可以成為一個模範的方案，很大的原因是在他們的方案中含括了好朋友對待方式的理念，本書收錄的許多例子，來自於我們和這個中心的失智症者及家屬工作的經驗。

本書和其他有關照顧阿茲海默氏症患者的書籍有一些不同之處。第一，作者採用了一種正向及樂觀的觀點，我們確信有太多注意力放在阿茲海默氏症「悲慘的」的部分；過去的書籍或是小手冊都負向地將阿茲海默氏症標註為「受害者」、「永無止境的倒楣事」、「惡劣的階段」、「生不如死之狀況」以及「最慘的命運」等。然而，停留在負面的思

維中，只會輕易地犧牲了這些失智症者，讓他們身處於低標準的照顧中；同樣的，在他們是無助又沒有希望的假設之下，照顧者也成為這種負面態度的受害者。

第二，本書中所有的故事都是真實的，會提到所有參與者的全名，這麼做的目的是希望降低對於阿茲海默氏症的標籤化，帶領大家走出黑暗迎向光明。我們擔心那些家屬在述說故事時感覺不舒服，但是當我們要求簽署同意書時，他們全都同意。這麼做的目的是為了紀念，或是讓他們的親人覺得光榮，以及支持大眾進一步了解阿茲海默氏症。我們讚賞這些家屬的開放態度，也鼓勵讀者可以閱讀本書最後「傳記」部分，了解這些家庭成員的故事。

我們希望提醒讀者以下幾點：

● 儘管本書主要是以阿茲海默氏症為主，需要注意的是，還有許多其他型態的失智症，在第二章提到更多相關的資訊。好朋友的對待方式也適用於各種不同型態的失智症照顧工作。

● 所有的作者都會因為要使用他或是她來描述失智症而煩惱，本書用「那個人」來描述罹患阿茲海默氏症或其他相關失智症的情形。我們期望這種描述方式可以讓讀者更方便閱讀。同時，這種描述的方式提醒我們，一個人存在失智症的外衣之下，他（她）是有感情的，他（她）是擁有豐富生活經驗的人，以及他（她）也需要一個有尊嚴的生活。

阿茲海默氏症及失智症

第一章

發生了什麼事情？

阿茲海默氏症的經驗

　　罹患了阿茲海默氏症或是其他類型的失智症，是怎樣的感受呢？當你對於周圍發生的事物出現不確定感，和人溝通發生困難，無法辨認出原來熟悉的臉孔，或者是無法去做那些過去很享受的嗜好，這些的經驗會給人帶來哪些感受？當你認識失智者的世界，你就能了解他們生病的經驗，對他們產生同理心，進而更能與他們相處。

　　罹患阿茲海默氏症的經驗，就好像是你到國外旅行，卻不會說那一國的語言，不知道付費電話該如何使用，風俗習慣完全不一樣。在餐廳裡，點餐出現困難，結帳的時候，使用陌生的貨幣付帳，你擔心是不是少找了一些錢給你，甚至可能會出現被騙的感覺。原本在家中很熟悉的事物，現在處於不熟悉的情境下，變成了一種挑戰，讓人應付得精疲力竭。對於失智症患者來說，現在的日子就好像一直在外地生活一樣。

　　麗蓓嘉・萊利曾經擔任過護士和老師。她在59歲的時候，被診斷出罹患阿茲海默氏症。最初，她出現了教學上的困難，她以為是因為教學的內容更新了，所以她無法勝任。很快地，她發現思考和記憶出現了一些問題，她猜想自己得了阿茲海默氏症。之後，醫師證實了她的猜測。麗蓓嘉寫下她的經驗，開始讓我們了解阿茲海默氏症的世界。以下是她依照經歷所寫的紀錄：

- 無法說出我想要的
- 害怕無法清楚地表達自己的想法和適切的言詞，所以我一直保持沉默而且變得情緒低落
- 我和他人的對話速度需要放慢
- 在許多「噪音」出現的情況下，要跟上對話對我來說會有困難
- 我覺得因為我無法表達自己的意思，別人都不太理睬我
- 我不喜歡那些不把我當成一般人來看待的朋友、護理人員和社工人員
- 每天的日常生活變得困難

　　麗蓓嘉知道自己的語言能力以及表達心意的溝通能力逐漸喪失。從她的寫作中，可以發現她原本一絲不苟的語法能力正逐漸喪失。複雜的事物漸漸變成她的敵人，她無法在各種不同的對話中，尋找出適切的回應，她將這些稱作「噪音」。她對於社工、護士以及某些朋友不把她當「一般人」看待的敘述，讓我們同時微笑和退縮。雖然她的認知功能在持續下降中，她仍知道別人對待她的方式有所不同。因此，她對於這些人感到生氣和惱怒。值得注意的是，她試著對未來有改變的計畫。在上述字條中，她明白地表示，她嘗試「認真的度過每一天」，但仍然面臨著許多挫折。

　　我們在看這些她發自內心的話時，你可以開始了解阿茲海默氏症患者的經驗。倘若我們不能了解這個世界，我們無法發展出成功的對策，來改善所愛的失智家人或朋友的生活。

阿茲海默氏症者常有的情緒和感覺

　　每個人對於失智症的反應都不一樣，但是以上描述的情緒，多數人都會經歷一個以上。

擔心和焦慮（Worry and Anxiety）

　　我們偶而也會出現擔心或是焦慮。父母擔心青春期的小孩很晚了還沒有回家。月底了，擔心錢不夠支付這個月的帳單。甚至有些人在超市裡讀了八卦小報之後，開始擔心自己喜愛的名人婚姻出了問題。

　　罹患阿茲海默症的失智者會出現過度擔憂或緊張，常見的狀況是，失智者無法分別一般的擔心和重大的擔憂。舉例來說，失智者只是從窗戶中看見一片烏雲飄過，他就莫名擔心起來。如果放著他不管，這個小小擔憂就變得越來越大，進而搞砸了他整個下午。一場平常的春雨，會因此變成了照顧者的大雷雨！

薇拉・麥卡比是一位退休的小學老師，她總是擔心班上的孩子。「她常堅持說，我上學要遲到了。我現在必須走了。學生正在等我。」雖然她早已停止工作超過12年，她還是一直堅持這些事情。

薇拉的擔心是許多失智者的典型症狀。他們會因為認為自己沒有盡到員工的責任，或是遲到，而感到煩躁不安。這種症狀的出現是有意義的：對多數的人來說，工作佔據了我們的大半生的時間，因此在我們的生命中偶而浮現有關工作的事件，這是可以理解的。

挫折（Frustration）

我們幾乎都曾有過忘記鑰匙放在那裡的經驗，雖然鑰匙最後找到了，但是尋找的過程有時令人感到非常挫折。請你想像一下，那種處在每天每小時都丟掉鑰匙或錢包，總是陷在尋找過程挫折感中的情形。因為短期記憶出現問題的緣故，失智者可能一直處在「尋找他忘記於某地的東西」的狀況下。也有可能因為無法完成簡單的日常生活動作，帶來巨大的挫折感。早晨醒來時，女兒將衣物準備好，放在失智母親的床上，母親看著襪子、內褲、內衣、上衣、裙子、毛衣、鞋子、首飾，哪一個要先穿上？過去對她來說是很簡單的順序，如今對她而言變成複雜的動作。穿鞋子前要先穿襪子，穿上衣前要先穿內衣。因為她失去了安排順序的能力，所以即使穿衣服這樣簡單的事，對一位失智女士而言，變成非常大的挫折。除此之外，為了能夠一次完成這些日常的事物，他們需要付出更多的努力和專心，以至於很容易感到精疲力竭。

伯法‧克菲爾德過去是一位州議會的主席，他習慣在工作上使用推論的方法來解決問題。他陳述了對於自己罹患阿茲海默氏症的經驗，他挫折地說：「我覺得自己的腦袋就像是開關被關掉一樣。」

困惑（Confusion）

當你和朋友相約吃中飯，結果時間到了，朋友卻沒出現，你會怎麼想？或許你們之中有人弄錯了時間和地點。你希望沒有發生什麼嚴重的事，所以打行動電話給你的朋友，最後謎團解開了——你們去了不同的餐廳。這個困惑被釐清了，但若是你的朋友沒有接到電話，你或許仍然不耐煩地待在那個餐廳等著。對於大部分的失智者來說，困惑是每天必經的事情。他無法確定任何一件事——不管是時間、地點，或身邊的人。也不像上述的例子，一旦發生讓他困惑的狀況，失智者是無法順利找出解決方法的。

露比‧梅和志工在日間照顧中心一起看著相簿，志工指著上面的照片說。「露比‧梅，你看，你和一位英俊的年輕人在跳舞。」露比‧梅喜愛志工陪伴的這段時間，而且似乎很享受也很放鬆。當吃飯時間到時，她卻堅持要志工們帶「他」一起來吃午餐。「他？他是誰？」志工們很疑惑。「就是剛剛和我們一起跳舞的人，他可能也餓了。」露比如此回答著。

學習了解

　　我們來做一個簡單的活動，可以幫你了解失智症對一個人帶來的影響：拿五張紙片，在每一張紙上，寫下一個你喜歡的活動。舉例來說，最喜愛的活動可能是去看孫子，開車兜風旅遊一天，享受某個嗜好，做某件工作，嘗試新的食譜，打高爾夫球，或是和老朋友通電話等等。在寫好五個最喜歡的活動後，從其中任選一個活動，思考你有多享受，然後想像放棄它。拿起寫這個活動的紙片，揉一揉後丟掉它。持續這個步驟，直到五個紙片都丟光為止。現在你覺得如何？

　　這個小活動，提供了一個機會，讓你試著體會失智者那種失落的感覺。悲傷的是，他們是真實經歷到失去，而不僅僅如同活動中只是體會失去的感覺而已。更糟糕的是，他們無法選擇要丟棄的東西是什麼，這個選擇的過程，是由阿茲海默氏症來決定的。

失落（Loss）

　　大部分的人是經由工作、人際關係，或是我們所做的事，來認同肯定自己。你可能會說「我很自豪是一位好木匠。」「我自豪是韋恩的父母。」或是「我釣魚的技術很厲害喔！」如果喪失這些角色，我們都會感受到巨大的失落。失智者喪失了這些頭銜，失去了重要和有意義的角色。他們變得無法工作，被迫放棄原來喜愛的事物，最終失去的東西越來越多。有時擔任照顧者的我們只注意到我們自己失去的東西，（例如因為要照顧失智者所喪失的關係、時間、健康、工作）卻忘了他們的失落。我們必須要記得，失智者每天都痛苦地經歷各種失落感。

　　約翰·古伯是海軍中校兼外科醫生，也是一個失智者。他說「我失去了工作，金錢。我不再擁有人生。」

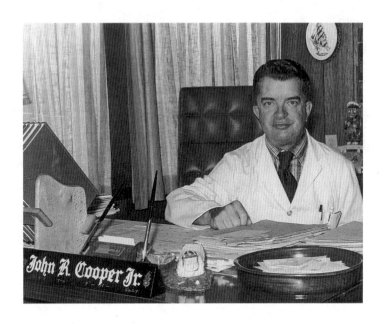

圖說：約翰・古伯在他醫師生涯的高峰

悲傷（Sadness）

　　每個人都曾經歷過傷心難過的時候，有時是一段失敗的關係，或是失去心愛的寵物。有時只是新聞報導裡一個感動的故事，就讓你熱淚盈眶。悲傷可以是短暫的，也可以是長期的，或是深刻的悲慟。就像快樂一樣，難過的情緒也是我們生命的一部分。失智者出現悲傷的感覺是很普遍的現象。當他忘記一個人名，或是無法好好講完一個故事時，他可能會大哭。他也會對長期的失落感到悲傷，例如必須從家裡搬到安養中心時。沒有失智症的人可以自己找到方法來解除悲傷，如尋求諮詢治療，找朋友聊聊，或是去爬山轉換心情，但失智者卻失去了這種能力。

潔芮・格林咸在40多歲時，被診斷出罹患阿茲海默氏症，那時她剛剛當上學院的教授，正值人生高峰。因為知道這個疾病的自然病程，她常常坐在丈夫身邊閉上眼睛，彷彿這世界太痛苦而不願意張開眼去看。

困窘尷尬（Embarrassment）

　　大部分的人都應該還記得，當我們還在讀書時，老師點到我們，結果卻回答不出問題時的那種情境。在當下，你可能拉了拉衣領，說話有點結巴，手心微微出汗，臉部漲紅。失智者就像每天生活在一個巨大的教室裡，而且他永遠也答不出正確的答案。一個過去以外表自豪的女士，現在卻被人指正說，外套穿反了。朋友或親人的姓名都忘記了。困窘對於失智者來說是很常見的現象，特別是那些正處於失智初期，因而仍能意識到自己犯下錯誤的失智者身上。

　　「她在那裡！她什麼時候來的？那是我太太，她坐在那裡。」霍伯・艾廉確信他瞥見他的太太就坐在日間照護中心裡，就在他對面的桌子那邊。但當他往前去和對方接觸時，他發現那位女士不是他的太太，因而感到很困窘。「我不敢相信，我會犯這樣的錯誤。」他向一位前來服務的志工承認。

　　失智者出現辨識能力混淆的現象，是很常見的情形。他們開始忘記人的面容，當人們的臉孔很像時，有時候就會混淆。他們也可能會認錯性別，認為短髮就是男生，而長髮就是女生。而年紀大的時候，視力和聽力的衰退，則會使得辨識混淆的情形更加惡化。

被害感（Paranoia）

如果你的老闆開始對你的態度不一樣時，你或許會懷疑他是不是對你的表現不滿意。當一輛陌生的車子在你家附近停了好幾天，或是提領金錢時，有陌生人站得離你太近，你也會有所警覺。因此，就算是一個訓練有素的人，在某些情形下也會有變得多疑或是有被害感。失智者往往會尋找一個理由，來解釋發生在他們身上的事情。為什麼家人會拒絕讓我自己開車？錢到哪裡去了？當他們無法找到合理的解釋時，有時會出現被害感，想像有人正試著傷害他。疑心在失智者身上是很常出現的想法，被害妄想是這種疑心的延續發展產物。

艾瑪·辛浦森一直向她的女兒派翠西亞抱怨，她認為住在隔壁的人就是拿走她剪刀的人。艾瑪確信就是如此，因為她想要用剪刀時，卻找不到。有一天派翠西亞在挪動她母親的皮包時，發現皮包異常地沉重，她打開皮包發現，裡面竟然有十七把剪刀，各式各樣，各種顏色，皮包甚至因此被撐開來。

儲藏或藏匿物品在失智者身上是很常見的行為。他們常常懷疑有人要偷拿他的物品，或是有價值的財產。

害怕（Fear）

我們有時候也會有害怕的感覺，例如當你深夜走在大城市的馬路上，聽到身後傳來腳步聲時。有些人害怕地震，害怕龍捲風；有人害怕蜘蛛或蛇。失智者也會害怕，例如害怕失去自我獨立的能力，害怕給家人帶來太多負擔，或是害怕

自己會迷路或走失。其他的害怕還包括，因為疾病的因素，過去經歷過的創傷又再度出現在眼前。舉例來說，失智者會以為二次世界大戰仍在發生當中，而感到害怕。當然還有因為妄想內容而感到害怕，例如總是擔心有人偷他的錢。視力或知覺感官退化會使得判斷力下降，失智者開始害怕自己跌倒，特別是經過那種有一堆裝飾圖案的地板，或環境裡充滿混淆且易誤導人的東西時。

漢麗塔以及梅‧佛瑞澤是一對姐妹，她們住在一起很久了。漢麗塔的個性很討人喜歡，這讓她的姐妹照顧她來較容易些，但當她被診斷失智症之後，漢麗塔變得害怕洗澡。因為有流動的水、冰冷的浴缸，以及不時浮現的一些過去創傷記憶。所以，當別人協助她洗澡時，她總是哭泣。

梅雇用了一個聰敏的居家照護員來協助處理姊妹的恐懼，這個照護員花了很多時間，用來建立和漢麗塔之間的信賴關係（在第127頁討論到一些有關洗澡方面的想法）。

生氣（Anger）

我們偶爾會出現生氣的時候，但是沒有人願意被當作發脾氣的對象。生氣也有它積極的目的，這種情緒能讓我們在受到威脅時，協助我們戰勝威脅。它也能釋放對人有害的身心壓力，甚至舒緩被壓抑的情緒。讓心中的東西釋放出來，直接地表達情緒，有時反而能修補人與人的關係。大家或多或少有這個迷思，就是幾乎所有失智者都有暴力傾向。失智者是會生氣的，因為他們總是無法了解發生在周遭或身上的事情。生氣也可能是因為被迫去做某些事，這激怒他們而失

去了情緒的控制。

「你滾！」安妮生氣時會大聲嚷嚷。她的先生傑克‧赫姆說她以前是很獨立的，但是現在卻需要依靠別人幫忙，這讓她感到很難過。因為失智症，她的語言能力受到限制，但是她生氣時仍然可以找到些字眼來表達。

孤立和寂寞（Isolation and Loneliness）

一位朋友在滑雪時跌倒而腿受傷了，因而被迫停止活動一個月。他不能工作，不能做運動，買好了音樂劇門票也不能去了，同時還取消了和朋友的聚會。他提到在休養時感覺非常孤單，他認為重回工作崗位的第一天，是他人生最快樂的一天之一。

在失智症持續惡化過程，孤立和寂寞感會隨著失智的嚴重度而增加。失智者可能無法開車，或是無法每週打牌，無法和朋友駕駛交通工具一起出遊，無法從事木工，無法自行購物，甚至連走到附近的甜甜圈麵包店都有困難。他失去了大部份社交上的聯絡，更糟糕的是，許多朋友停止來拜訪他。跟前述摔傷腿的例子不一樣的地方在於，失智者的記憶是無法修復的。

茹比娜‧狄恩過去是一位老師，也擔任過區長。她不知道總統是誰，也不知道今天是星期幾，或是她自己多少歲。但令人驚訝的，她可以清楚地表達出自己對失智症的感受。生病後，她覺得自己很多活動都無法參加了。她說：「我以前常打牌，常開車，熱中工作，現在有太多事是『以前的』。」

現在有越來越多的組織提供失智者和照顧者不同形式與內容的幫助。失智者對於很多東西都有反應，包括友情、幽默感、與人分享，或是自己並不孤單的感覺。某些失智者，家人原本認為他不想出席這類團體的，真正參加後都感覺印象深刻。得到失智症後，原本的朋友都離開了，失智者遇到有相同經驗的人，能夠迅速地建立友情，同時可以分享和討論。

某些書籍或是刊物中提到這些團體，我們列在本書最後的「組織、網站和推薦讀物」章節中。

好朋友的對待方式

現在你已經讀完這章，想像一下罹患了失智症的感覺像是什麼呢？你可以試著做第25頁的「學習了解」失智症的練習，對於照顧者這是很有用的工具，可以幫你更加了解失智者的挫折和生氣的情緒。如果你不用忍受這個疾病對你帶來的衝擊的話，你是一位幸運的照顧者。事實上，多數失智者有時會感到快樂和喜悅，這些感覺可能是暫時的也可以是長期的。有時候失智症引起的障礙，反而提供了一層保護，將失智者和外面的世界、家人，甚至是身體疾病的問題隔離。這樣的失智者可以好好的度過每一天，享受寵物的陪伴，吃吃甜食，聽一聽笑話，或是彼此擁抱慶祝。照顧者的情緒會因為失智者的狀況起伏，有時快樂，有時悲傷，他們因此參加照顧者支持團體，期望可以改善。原本嚴肅古板的父親，在罹患失智症以後變得愛開玩笑；悲觀的嬸嬸變得樂觀；焦躁的母親變得容易放鬆。

結語

　　這本書試著從做失智者最好的朋友這個角度來分享，用這種處理模式來照顧我們所愛的失智症親人。做為失智者的好朋友，這樣的對待方式可以幫助你感受失智者所要表達的訊息。就像格言中提到的，要了解一個人，你必須穿著他的鞋子走一英哩的路【譯註1】。當你實際參與這個走路或馬拉松的過程，你就能看見這本書所要傳達的訊息：所謂的失智者的精神行為問題，並非總是無法理解，或總是不適當。這些症狀的起源，通常是失智者為了在失智的迷宮中，嘗試為自己尋找出路，或是讓自己的世界有某種意義，所衍生而來的。如果我們也曾經歷過記憶力或判斷力的障礙，如果我們也會害怕某些事，如果我們必須放棄多數我們所喜愛的事物，就會了解失智者因為這樣變得傷心和焦慮是正常的現象。如果我們總是覺得上班要遲到了，就可以理解失智者為何要離開家。想想看，你為何要隱藏某些東西，你是否曾逃離某些具威脅的情境，或是試圖攻擊想要傷害我們的人。一旦你知道在行為背後的原因，你對於失智者的照顧就會有新的看法。「試著當他最好的朋友」這樣的照顧方式可以讓你擁有這些新的看法。要提醒的是：失智者的醫療情況不會改變，身為照顧者需要改變自己來得到更好的照顧品質。

譯註1　設身處地的體驗。

好朋友備忘錄

- 失落、困惑，甚至生氣的感覺，是失智症所引起的常見感受。
- 失智者非常努力想戰勝困惑和記憶，讓他們的世界變得有意義。
- 設身處地想一想，這樣能幫助我們克服否認或是拒絕的心態，並且接受失智者。
- 花時間去了解失智者的經驗，幫助我們發展出同理心，並變成一個更有照顧能力和影響力的照顧者。

第二章

我們已經知道哪些事？

診斷，治療和研究

　　學習失智症相關的醫學和科學知識，是成為一個稱職的失智症照顧者很重要的部分。它能幫助你明白失智症是真實存在的疾病，並且讓你取得需要的工具，來實行最好的照顧計畫。你不須成為一個失智症專家，但是充分的資訊，可以幫助你在照顧時有更多的信心。除此之外，了解更多這個病對於一個人的影響，你就更能區分這個人和疾病之間的關係，並將你的感覺專注在適當的地方——舉例而言，你的生氣和挫折應該是針對這個疾病，而不是在失智者的身上。

　　本章節介紹了關於記憶喪失，失智症和阿茲海默氏症的重要的觀念，包括診斷、治療與研究的資訊，這些訊息都將幫助你更了解你愛的失智症親人所經歷的過程。當我們變老的時候，也都會關心自己的記憶和認知功能的健康，所以本章的資訊同時提供訊息給關心自身健康情況的人。科學研究進展如此迅速，所以在本書發行後，可能有進一步重要的發展，應從最新的相關網站或學術訊息中再更新資訊。【譯註1】

偶而有記憶缺失的症狀，這樣是正常的嗎？

　　每個人都有可能會出現忘記他人的名字，或是走進房間

譯註1　本書於2002年已在美國發行。

阿茲海默氏症的十大警示訊息

· 記憶力缺失
· 難以從事家庭工作
· 語言功能障礙
· 對於時間和地點的混亂
· 判斷力不佳或下降
· 對抽象思考產生問題
· 遺忘東西
· 情緒或行為上的改變
· 人格上的改變
· 喪失主動性

時忘記為何走進來的情形。如何判定這是有記憶問題，或者是正常的現象呢？以下這個句子，可以回答上述這個問題。

　　如果你記得你曾經忘記過這件事，那是正常的。如果你不記得你曾經忘記過這件事，那就不正常。

　　一個人去雜貨店買東西，結果忘記去買原本他（她）所需要的幾件東西，通常而言，這並不是一個大問題。但如果她為了這個錯誤，說了一些並非事實，而且難以置信的理由，如雜貨店的牛奶和香蕉通通都賣光不見了（所以沒買到），或是說有人從我的購物車中偷走了東西（所以東西不見了），這就值得我們關心他有關記憶方面的問題。

　　健忘，並不是失智症唯一的症狀。有時候冷漠，人格改變，或是無法去學習並使用新的資訊，這些都是失智症初期的表現。請看前面所提到的十種阿茲海默氏症的警示訊息，其中提示到我們需要注意的事項。

醫生能否幫助我們釐清自己是否有失智的問題？

是的。不論任何年紀，只要出現記憶力喪失，意識混淆，或是其他認知功能的問題，到醫療院所接受醫療檢查是必要的。如果你有這類問題或是疑慮，應該儘早請教醫師，因為及早治療，可以延遲病程的變化。另外，如果是可逆的或是可治療的失智症更加需要及早治療。

越來越多的醫師——包括基層醫師、家庭科醫師，和專業的精神與神經科醫師——都不斷地接受關於失智症和阿茲海默氏症的新資訊，而且能夠從事基本的評估。但是許多家屬則寧可轉至神經內科或是老年精神科，來尋求專業的建議。不論哪一種評估都需要涵括完整的醫療病史、神經心理或精神狀態的檢查、神經學檢查、實驗室檢查，以及其他醫師認為需要的檢查。檢查也可能包括電腦斷層或磁振造影等部分，用來尋找腦內的問題，如中風、水腦或是腫瘤。

在失智症早期，某些人可以掩飾自己的失智症狀。他們通常還保留著社交的功能和禮節，可以至少一段時間隱瞞身邊的人。敏銳有經驗的醫師則可以提早發現這些症狀。例如，使用一般的神經精神檢查，過程中要求病人記住人名，連續減數，倒數數字，要求他畫出時鐘，或是記住一些難以掩飾的資訊。家屬通常會對於測驗的結果感到震驚，因為失智者的認知功能，遠比他們所想像的退步很多。

去藥局做記憶測驗？

許多人到家附近的藥局去做膽固醇抽血檢查或是量血壓，現在有些人會去藥局做記憶測驗【譯註2】。這些測驗包含從四分鐘的篩檢測驗到一個小時的測驗，類似神經精神科醫師使用的工具，其中包括單字

記憶，短期記憶測驗（例如誰是總統？現在的季節？）還有檢驗憂鬱症的測驗。除此以外，也有許多組織也提供這類型的測驗，包括一些阿茲海默氏症協會和藥廠團體。許多接近老年的人或者是剛剛步入老年期的人會擔心自己的記憶力問題，做這些測驗有時可以幫助減少恐懼，或是發現問題，但是必須小心解讀它的結果。如果測驗者經驗不足也會無法給予你正確訊息或者是解讀結果。請記住，這些測驗無法取代合格的醫療檢查，當你擔心自己的思考力和記憶力的問題時，我們還是建議你去找專業的精神或神經科醫師，進行完整的檢查。

譯註2　因為要去看醫師不容易，在美國有此種現象。

如果醫師診斷我得了「失智症」，這是什麼意思？得了失智症和一般所謂的老糊塗是一樣的意思嗎？

老糊塗（Senility）是一個過時的用語，只能表示「老化」的意思。現在醫療專家不使用這個字眼，因為它會造成大眾對於老化的錯誤印象，特別是認為變老了就會喪失心智。現在使用的字是失智症，這原本是從拉丁文翻譯而來，意思是心智喪失。目前普遍使用「失智症」來描述認知功能障礙的狀況，這包含一個或多個接下來所述的症狀：記憶力喪失、語言障礙、判斷力下降、解決問題的能力下降，以及缺少主動性。許多照顧者厭惡失智症這個詞，說它聽起來像瘋子或是瘋人院，我們也不喜歡，但是這是目前最多醫療專家所能接受並使用的。廣義來說，失智症不是一個完整或適當的診斷，這個詞其實是代表一種症候群，各種不同形式的失智症都有些不同的臨床表現和進程。在尋求醫師診斷的過

程中，我們期望醫師告訴我們是某種特定的疾病，而且其他不可能的因素也已經排除。為了解釋這種概念，請想像失智症是一把大傘。在傘下列出了可逆和不可逆的各種可能的失智症或相關疾病的原因。就像下圖，阿茲海默氏症只是失智症這個大傘下的其中一種，還有許多其他的異常。

失智症以及相關疾病的大傘

失智症是一個目前國際公認的名稱，它涵蓋的包括記憶喪失、困惑、解決問題的能力下降、判斷力缺失、語言力缺損的現象。下表，左邊是不可逆的病因，右邊是可以治療的疾病。

Irreversible（不可逆）	Treatable（可以治療）
阿茲海默氏症	憂鬱症
庫賈氏症	分泌失調
前顳葉失智，包含皮克氏症	感染
漢丁頓氏症	營養不良
柯薩可夫症候群	藥物交互作用
路易氏體疾病	維生素B12缺乏
多發性梗塞或腦血管疾病	常壓性水腦
帕金森氏症	

資料來源：阿茲海默氏症和其他相關失智症的概說，2002年出版。獲得美國阿茲海默氏症協會同意使用

也許可以治療的疾病

以下的失智症或是認知功能障礙，也許是可逆的或是部分可以治療的。

- **憂鬱症**：這是一種包含低落情緒，活動力下降，思考和專注力有困難，無望感，以及在某些病人會出現自殺想法或傾向的一種疾病。憂鬱症通常可以經由藥物和諮商來治療或改善。

- **藥物交互作用**：老年人常常同時服用各種處方藥和成藥。誤用或是服用不合適的藥物，也可以引起失智症的症狀。

- **常壓性腦水腫（Normal pressure hydrocephalus, NPH）**：這是一種少見的疾病，主要原因是腦脊髓液的流動受到阻塞。症狀包括行走困難，記憶喪失，以及小便失禁。常壓性腦水腫可能和曾經有腦膜炎、腦炎或腦損傷的疾病史有關，通常可以經由手術治療而改善。

- **維生素B12缺乏**：維生素B12和葉酸缺乏可能引發失智症的症狀。經過治療可以改善，甚至是治癒失智症。

- **感染**：許多感染如泌尿道感染，甚至是牙齒感染，如果不謹慎處理，就可能會引起失智症的症狀，這類感染的問題可以使用醫療上的治療而改善。

- **內分泌失調**：甲狀腺功能低下或亢進，都可能引起失智症症狀。矯正這些問題通常能改善症狀。

- **營養不良**：當一個人吃不好，就容易營養不良，虛弱的獨居老人特別容易有此問題。當營養狀況較為嚴重的時候，會引起或是產生失智症的症狀。

目前尚無法回復的疾病

目前仍未能治癒的失智症中，阿茲海默氏症是最常見的。然而，其他相關的失智症也越來越被大家關注，因為它們比我們過去認知的還要更常見。

- **多發性腦梗塞失智症（Multi-infarct dementia, MID）**：也被稱做血管性失智症，由腦內許多中風所造成的腦部損傷而引起，症狀包括迷路、混亂和行為改變。MID目前無法經由治療而痊癒，但是控制潛在的身體疾病（如高血壓）可以阻止其繼續惡化。

- **額顳葉型失智症（Fronto-temporal dementias）**：這種失智症主要是影響大腦的額葉部分，皮克氏症是其中的一種，症狀包括人格和行為的改變，也可能進展到記憶喪失。額顳葉型失智症可能比過去的認知還要更常見。現代的腦影像技術可以幫忙診斷這類型的失智症。

- **庫賈氏症（Creutzfeldt-Jakob disease, CJD）**：個罕見由感染所引起的致命性腦部疾病，狂牛症就是這種病的變異型之一。症狀包括記憶喪失，行為改變，喪失肌肉的協調性。CJD的病程進展非常快速，通常在一到兩年就會致命，目前沒有針對此種疾病的治療方法。

- **帕金森氏症（Parkinson's disease）**：這個疾病影響運動的控制，造成顫抖、僵硬和語言功能障礙。在晚期，也可能出現失智症情形。帕金森氏症的治療藥物可以改善運動控制的症狀，但是對於智力退化部分沒有治療效果。

- **路易氏體失智症（Dementia with Lewy body）**：通常在這個疾病的早期會出現類似阿茲海默氏症的症狀，同時伴隨出現類似帕金森氏症的動作問題。其他症狀包括妄想、幻覺、經常跌倒，以及多次發作意識不清。得到路易氏體疾病的病人會對於抗精神病藥物反應非常敏感，膽鹼脂脢抑制劑可能會有幫助。

- **漢丁頓氏症（Huntington's disease ）**：這是一種遺傳疾病，特徵是四肢和臉部肌肉的不自主運動，思考能力下降和人格改變。這種疾病可以正確地診斷，症狀也可以使用

藥物控制，但是病程仍然會持續進展無法停止。

● **柯薩可夫症候群（Korsakoff's syndrome）**：多數的柯薩可夫症候群案例是因為酗酒所造成，在嚴重的情形下，此類病患只有長期記憶還保存，但是無法建立或是學習新的記憶。

醫師說我得了阿茲海默氏症，這代表什麼意思？

阿茲海默氏症是在1900年初期，由一位德國神經病理科醫師愛羅斯・阿茲海默（Alois Alzheimer, 1864-1915）初次報告出來，此病因此依照他的名字命名。在阿茲海默醫師的醫療紀錄中，最有名的病人叫做Auguste D，她在51歲時便出現失智的症狀，主要包括對先生有不合常理的嫉妒想法，煮飯和處理金錢的行為出現困難，多疑和焦慮，她在功能逐步退化的四年後去逝。阿茲海默醫師對其死亡後的腦部做解剖，發現有神經纖維纏結和斑塊沈積的證據，就如同我們目前對此疾病的了解一樣。在1910年，這個病例因為阿茲海默醫師的同事出版了一本精神學的手冊而廣為人知。從那時起，它就被稱做阿茲海默氏症。Auguste D的病歷紀錄曾經失蹤多年，後來在1995年於德國意外又被發現。使用現代的科學技術，確認了阿茲海默醫師當時的發現。阿茲海默氏症可能一直存在著，但是直到近年，隨著美國和其他國家的人口逐漸老化，失智者個案變得較多。雖然年輕人也可能會得到此種疾病，但是主要還是發生在60歲以上的人。依據美國國家阿茲海默氏症協會報告，「阿茲海默氏症通常是以緩慢的速度發生，同時造成一個人忘記最近的事情，和難以操作一般日常生活的熟悉事務。至於此疾病進展的速度則是因人而異，也可能會在過程中出現困惑、混亂、人格和行為上的改變，

以及判斷力的缺損情形。當一個罹患阿茲海默氏症的人要說話的時候，找到適當字詞有困難，無法完成腦中的想法，或是跟隨別人指導出現困難，旁邊的人要和他溝通也就跟著變難了。阿茲海默氏症最著名的症狀是記憶力喪失——特別是短期記憶力——接著是其他認知功能缺失。」隨著時間流逝，得到失智症的人會變得無法照顧自己日常生活，最後甚至需要家人或是專業者的照護。

目前沒有一個非常明確的檢驗，可以快速診斷確定阿茲海默氏症。當一個人出現緩慢的認知功能退化，同時也排除了其他可能造成失智的原因時，醫師會診斷為「疑似阿茲海默氏症」。如今，有越來越多醫師開始不用「疑似」這個詞，因為他們相信完整的評估可以準確診斷出阿茲海默氏症。

所有罹患阿茲海默氏症者的疾病進程都一樣嗎？

答案是否定的。阿茲海默氏症對於罹患者的影響和疾病的進展，有很大的不同與差異，有些人病程進展很快，有些人慢。有些人會出現幾乎所有典型的症狀，包括喪失視覺空間能力、喪失判斷力、語言技巧功能退化，以及短期和長期記憶力的變壞等等症狀；有些人則能維持各種功能和技巧很長的一段時間。就算是同一個人，這些症狀和行為，有時也會隨時間而改變。這種狀況對於照顧者來說有好有壞。好消息就是，令人沮喪的問題症狀有時就突然消失了。壞消息是，不容易預測下一個症狀，因為如果能夠預測未來，會使得照顧工作更容易些。從疾病症狀出現影響日常生活到死亡的時間，典型的個案大約是八年的病程，就如同症狀的多變，每個失智者病程的長短差異也是很大的。

許多醫師將失智症分成三個時期。在第一個時期，失智

者仍有能力執行日常生活的工作，但是逐漸有記憶力以及解決問題能力退化、語言以及判斷力也變差的情形。在第二個時期，失智症狀更加惡化，需要他人持續地看護和協助。同時，個人處理日常生活的事務也出現困難，會開始在熟悉的地區迷路，忘了付帳單，忘了關爐火，或是因為判斷力下降而亂花錢。在最後的時期，開始出現身體上的問題，例如失禁、吞嚥困難和其他身體問題。這三個時期的分類方法雖然有點武斷，但是在臨床實務方面卻是非常實用的方法。我們建議家屬，不要只專注失智者現在是那一特定時期，而是要明白阿茲海默氏症的特性一般來說是緩慢、逐漸的退化過程，日子有時好過，有時難過，同時每個失智者也有不同的優點和缺點。

如果你得到阿茲海默氏症

如果你得到阿茲海默氏症或是其他失智症，很重要的是馬上要尋求協助，可以向阿茲海默氏症協會或是其他提供失智者及其家人服務的各種機構和機關尋求幫助。（在美國有些相關支持的網站，叫做國際失智症支持網，Dementia Advocacy and Support Network international，網址如下： http://www.dasninternational.org）。【譯註2】你可以在這些網站尋求各種形式的支持或協助，也可以得到相關的知識。

除此之外，應該確實詢問你的醫師目前可使用的延緩失智的藥物，並嘗試保持刺激腦力的活動和身體運動，設法處理法律和財務相關的事物，甚至擬定未來的健康照護指令【譯註3】，並且對於未來可能的新治療抱持樂觀態度。

譯註2　在台灣也有相關的資源，我們將網站資訊列在最後。
譯註3　似台灣目前正在推動的預立醫囑

哪一種治療適合我？

目前市面上已經有改善失智者認知功能和減緩疾病症狀的藥物，建議用於早期和中期的阿茲海默氏症或是其他類型的失智者。有些醫師認為阿茲海默氏症和相關失智症可以治療，但是目前無法治癒。現有的主要藥物稱做乙醯膽鹼脂酶抑制劑，這是經由增加腦內的神經傳導物質（此物質與思考和記憶有關，罹患阿茲海默氏症被認為缺乏此物質）來改善症狀。研究顯示在疾病初期就開始使用藥物比較有效。這些藥物也可能改善行為問題，而不會像許多治療精神異常的藥物，出現會造成病人混亂的情形。令人欣慰的是，目前尚有許多新種類的藥物在持續研究當中，試圖來對抗阿茲海默氏症和其他類型的失智症。必須注意，目前乙醯膽鹼脂酶抑制劑仍無法治癒失智症，但是一旦被診斷出罹患失智症，應該接受評估，看看是否這些延緩失智的藥物能夠提供幫助。

其他的健康問題會導致失智症加重嗎？

是的。一些相關的健康問題如果沒有妥善治療，的確會加重失智症的症狀，我們稱這種情形為醫療因素而加重的失能狀態。例如，如果失智者有視力問題不去矯正，就可能會出現方向感障礙惡化，增加迷失和混淆的風險。一副新的眼鏡可以減少這種失能。其他類似可以治療的問題包括泌尿道感染、便秘、疼痛（可能是頭痛或是牙痛），脫水或是憂鬱（常伴隨阿茲海默氏症出現）。

辨識出突然出現的情緒，體力或行為的改變，其實是暗示身體出了問題，而不是失智症的變化。如果一個得到阿茲海默氏症的女士平時都很清醒和快樂，卻突然變得生氣和躁

動，很可能她感覺疼痛，但是無法表達出來，也許她無法說出她是牙痛或是胃痛。另外，她也可能是有更嚴重的醫療問題，必須馬上關注。細心的照顧者清楚地辨識這個「行為」的問題可能是身體健康出了狀況，一旦接受適當的治療，她的狀況將會恢復到原來的程度。（請看下一頁的小提醒「健康問題造成的大混亂」）

什麼是精神異常藥物，它們有幫助嗎？

治療精神異常藥物是一些能改善情緒的藥物，可以改變極端的行為症狀，如失眠、焦慮、妄想、幻覺。這類藥物應該謹慎使用，先嘗試自行處理環境和行為上的問題，嘗試失敗以後才使用藥物治療。這些藥物可顯著改善照顧者讓所愛的失智者留在家裡照顧的能力，或是協助失智者繼續維持在需要協助的生活中，或是幫助失智者跟機構中其他的住民有更多正面的互動。一個稱職的醫師應該要規劃出有效的治療策略，但是對於年老虛弱的失智者，找到正確的藥物和診斷的確非常具有挑戰性。有些藥物對於治療焦慮、幻覺、妄想、失眠或是攻擊性有幫助，但可能會增加混亂；許多藥物也可能有其他無法接受的副作用，或是根本沒有效果。

關鍵在於平衡。照顧者不應該害怕使用治療精神異常藥物，但是要擔心是否過量，尤其是住在安養機構中的失智老人。重要的是，無論如何儘可能先嘗試行為探討方式來處理失智症的問題，（本書文中一直提到的行為處理模式）。有些醫師建議周期性地使用藥物（有時使用，狀況較好時停止），試著判斷是否有藥物所造成的不必要副作用，或是那個行為問題是否已經解決。

阿茲海默氏症是否會遺傳？

　　阿茲海默氏症的確出現在特定的家族中，所以此疾病可以說是一種家族相關的疾病，但是失智者的小孩、兄弟姐妹，或是其他家人也可能一輩子都不會得到，所以此疾病不能認定是一種遺傳性疾病。目前研究一致性的結果顯示，如果父母中有一人得到這個病，特別是父母在40到60歲年紀較輕時發病，那麼你得到阿茲海默氏症的風險也比一般人高。然而，就算是某個人擁有致病基因上的風險，也不見得一定會得到這個疾病。即使是如此，我們可以樂觀看待的是，近期研究的進展將可以預防、治療甚至治癒此疾病。【譯註3】

當症狀在不知不覺中出現

　　目前許多醫師使用一個新的名詞「輕微認知功能障礙」

譯註3　目前已知有數種家族遺傳性的失智症，但佔失智個案極少的比例。

（Mild cognitive impairment, MCI）來描述老年人出現微小的、良性的記憶缺失和認知功能下降【譯註4】。MCI可能是阿茲海默氏症或是其他類型失智症的早期表現症狀，當然如果記憶缺失不再惡化，這也可能只是一種「良性的記憶缺失」。目前針對MCI的許多研究正在進行，如果早期診斷出MCI而積極介入治療，也許可以改善記憶缺失的狀況，或是預防它進展成阿茲海默氏症。

阿茲海默氏症可以預防嗎？

雖然許多研究者期望可以發展出預防阿茲海默氏症的方法，但是目前還沒有任何方式可以預防這個疾病。阿茲海默氏症似乎在失智症狀出現之前的數年間就已經開始發展了，早一點偵測出此疾病，或許可以增加有效的早期治療的機會。我們希望可以發現一種藥物或生活型態的治療，以延緩或是預防阿茲海默氏症。某些醫師或者是研究提出，長期使用抗氧化的維生素（特別是維生素E）、降膽固醇藥物、抗發炎藥物可能的預防效果，更多的相關研究正在進行中。如果你考慮使用某些藥物或是維生素來預防，使用前請務必請教醫生。因為腦中風也是造成失智症的主要原因之一，維持良好的心臟血管健康（運動、低油飲食、降低膽固醇）是確定有助於預防失智症。某些研究提出，維持這些健康的生活習慣，也許可以預防阿茲海默氏症。最後，研究者相信，維持認知功能刺激的活動，不只可以預防阿茲海默氏症，同時也可以延遲發病的時間。【譯註5】

譯註4　意指他（她）的日常生活功能仍維持正常。
譯註5　目前認為維生素E、降膽固醇藥物、抗發炎藥物都沒有效果，有研究認為維生素B或許有幫助。

如何加入阿茲海默氏症或失智症的研究？

許多罹患失智症的人以及他的家屬有興趣支持並參與相關研究，不論是幫助目前已經受影響的失智者，還是為了未來的下個世代，許多家庭試圖聯繫阿茲海默氏症研究中心。參加研究不須負擔費用，而且研究單位必須提供清楚易懂的參與研究同意書。

有興趣的人，可以在網站上尋找醫學中心的研究計畫，或是連絡失智症學會，或是阿茲海默氏症協會或社團。

早期和早發型阿茲海默氏症

早發型阿茲海默氏症（EarlyOnset Alzheimer's disease）這個名稱指的是在65歲前被診斷出這個疾病。

早期阿茲海默氏症（Earlystage Alzheimer's disease）是描述在任何年紀被診斷出這個疾病，但仍處於疾病病程的早期。疾病分期雖然有點武斷，早期的失智者仍然能夠表達想法、願望和所關注的事物；生活上只需要極少的監督，可以維持日常生活，雖然如此，仍可以察覺記憶缺失和其他問題。

最後會變得如何？

阿茲海默氏症造成我們照顧自己的能力逐漸衰退，它導致腦部生理上的改變，進而帶來腦部極大的毀壞，使得個案無法吞嚥，走路有困難，或是處理多數日常的活動出現障礙。因為這樣，所以阿茲海默氏症最終會奪走一個人的生命。在死亡診斷書上，阿茲海默氏症通常列在第二個死亡原因，第一個是直接死亡原因，通常是心臟病、中風或肺炎等

疾病。一般而言，多數人死亡時患有阿茲海默氏症，但並不是因為阿茲海默氏症直接致死的。

目前在討論死亡和瀕死議題時，牽涉到許多道德與倫理議題，例如是否中止給予營養，是否使用維生系統，是否放置鼻胃管餵食，是否要裝義肢，是否需要進行急救和其他相關的議題。安寧治療概念的推動對於這個部分的幫助很大，沒有人應該在人生最後的日子裡承受不適當的痛苦。重要的是，你和你的家人在這個困難的時候，需要讓別人知道你們的希望與心願，也要尊重失智者個人的願望和生命的價值。下一章將有進一步的討論。

結語

失智症的研究進展非常快速，越來越多的治療方式和預防方法都在研究中，讓我們對於未來充滿了希望。如果你期望可以隨時掌握新的資訊，可以注意各個地區或國家的失智症學會，阿茲海默氏症協會的出版品以及網站，可以取得正確的資訊，也不會受到被推銷的困擾。如果你住在研究中心或是醫學中心附近，你也可以向工作人員尋求最新的資訊，或是參與討論會。從研究的角度來看，的確有許多值得慶祝的進展，在此時要特別小心所謂的「突破性」的消息。科學常常進兩步退一步，如果你讀到一些太完美的消息，它可能就是如此。如果你的朋友給你網路上的文章，或是關於某種突破性治療研究結果的消息，很可能是由廠商所贊助的研究，也或者是研究結果並非以科學的方法進行。科學研究出現突破性的結果，並不是常見的情形，照顧者要保持理性的懷疑，同時要明白若是有任何真正的突破，一定很快就會分

享給世界各地。

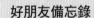

好朋友備忘錄

· 失智症不只是一個診斷，也是會因為許多狀況而引起的一種症
　候群，必須經過完整的評估。在獲得醫師清楚確定的診斷前，
　不要停止尋求醫療的協助。
· 儘可能獲得更多的資訊，可經由參加研討會、照顧者培訓班，
　閱讀相關報導或瀏覽知名網站而得來。
· 對於太完美而不像真實的治療和故事，必須小心，有可能是假
　的。
· 有疑問時，請向你的醫師諮詢，了解哪些是目前可以用來增加
　思考和記憶的藥物。

第三章

現在呢？要做些什麼？

了解診斷

　　有很多時候，個案被診斷出有阿茲海默氏症或是其他的失智症，並不令家屬或失智者本人感到意外。從報章雜誌閱讀到的相關文章，或是廣告所帶來的相關知識，常令失智者或是其家屬已經預期會看到這個結果。臨床上，常常是已成年的子女或是失智者的配偶，催促他去看醫生。雖然如此，當診斷結果確立時，仍然帶來不小的震撼。

　　現在該做些什麼呢？現在是好好計畫未來所有重要問題的時機，要判別出哪些是能夠幫上忙的醫療服務，還有規劃法律和財務的問題。這個時機，同時希望照護者多認識失智症這個疾病，對失智者保持適當的期待，思考疾病如何改變你和失智者，以及所有家族成員之間的關係，進而逐步發展出適合照顧失智個案的態度和計畫。失智者的權利表（52頁）是一個考慮照顧相關倫理議題的簡表，此權利簡表是要提供失智者在被診斷出阿茲海默氏症或其他失智症以後，如何選擇適當的事物或是照顧的參考。當診斷確定後，你會面對巨大的衝擊和困惑，如何和失智者講話？如何處理照護者面對這個變化的焦慮？以及這件事如何影響你的財務狀況？以下是討論如何去處理的一些指引，你必須考量自己的能力範圍，完成這些重要的指引步驟。

開放心胸去接受失智者的狀況

在倫理的考量下,幾乎所有的醫師都認為,必須告訴成年病人他們的狀況或是診斷,就算這樣會違背家人或朋友的意願。許多照顧者會出現掙扎的想法,是否要告知個案明確的診斷,擔心明確告知的結果,會讓他感到失望、憂鬱甚至自殺。令人欣慰的是,這些擔心大多不會真的發生,因為失智者可能會忘記這些討論的內容。

經由告知個案診斷結果,個案可以表達自己的願望,或替自己安排未來的計畫(如果失智症還沒有明顯惡化)。他(她)可能已經知道自己出現問題,現在得到答案,反而能夠放鬆。除此之外,若將診斷結果當成祕密,家屬將發現能夠使用的資源、失智者和朋友的談天內容、日常照顧都會受到極大的限制。公開討論疾病,你可能會驚訝地發現,失智者對於這個消息的反應比你預期的還好。

阿茲海默氏症者的權利

每個被診斷為阿茲海默氏症或相關失智症的人,都應該得到下列的權利

- 告知診斷結果
- 得到適當且持續的醫療照顧
- 儘可能維持有效的工作和遊樂
- 以對待成人的方式來照顧,而非以照顧小孩的方式
- 表達的意見必須被慎重的看待
- 盡可能不使用過多的治療精神異常藥物
- 居住在安全、有規則和熟悉的環境裡
- 每天享受有意義的活動
- 定期參與戶外活動
- 適當的身體接觸,包含擁抱、親吻、握手

處理否認

很多失智者或其照顧者在聽到診斷後，會用否認的態度來面對。舉例來說，照顧者仍然將已經得到阿茲海默氏症的太太列為遺囑執行人，因為他說「他不希望她有被傷害的感覺」。短時間的否認不是一件壞事，可以幫助照顧者和失智者適應剛聽到診斷時的震驚。但是長期而言，一直採取否認的態度，對於照顧而言卻是有傷害的。照顧者如果太強烈或者是太久的否認這件事情，就可能與其他的朋友或家人保持疏離的狀態，常常導致對醫療服務資源的使用不足，甚至可能完全不使用醫療服務，這樣的照顧者也比較容易做出錯誤的決定。

在失智者或是照顧者處於否認狀態時，最好的解決方式就是耐心和時間，對抗、過度的解釋和爭吵常常是沒有效果的。讓失智者常接觸到關於失智症的訊息是一個好主意，經常參加工作坊、討論會和相關的支持性團體都會有幫助。

召開家庭會議也是幫助失智者克服否認，進一步分享資訊，和計畫各種策略的好方法。可能的話，請外來協助者幫忙──這個外來協助者，可以是失智症協會（病友團體）的成員，或是一個信賴的長者、一個社工或是諮商師、律師或是日照中心的工作人員──大家一起進行家族會議。受過訓練的協助者會盡量在會議中討論所有議題，並鼓勵家族中每個人都表達自己的意見。家庭會議的功能可以讓家人間討論未來的相關計畫，決定每個人分擔的照顧工作，有助於維持良好的家庭關係。

對他人不要隱瞞自己家裡的情況

記住詩人約翰·唐（John Donne）所說的話：沒有人是孤島。孤立的照顧者日子會很難過，朋友和家人最終還是會發現問題。放開心胸公開談論自己家裡的情況，目前社會對於阿茲海默氏症的接受度顯著提高。第一次參與支持性團體的家屬往往很驚訝會在團體中遇到認識的人，甚至是鄰居。將家人的診斷公開，目標是獲得居家照顧，讓朋友和鄰居都能參與幫忙，進而擴大照護的支持網路。

將法律和金錢的事務列表處理

罹患阿茲海默氏症的人會逐漸喪失在法律或金錢上做決定的能力，令人沮喪的是，幾乎所有失智者都會出現這樣的現象。以下列出法律上所需要做的處置最重要的三點，提供參考：

1. 處理遺囑或財產信託。
2. 給予信託團體代理人的權力（power of attorney, POA）；可能的話，由失智者親自簽名。這樣，照顧者可以處理金錢以及決定重大事項，主要照顧者也要將此代理人的權力賦予另一個值得信任的人，避免照顧者生病或失能時影響失智者的權利。
3. 每個人都需要有效的生前遺囑或是明確的指示；能夠在照顧者或是失智者重病或是失能時，告訴朋友和家人如何處理事務的文件，要在失智者還有足夠認知能力時取得，以免造成無謂的困擾。

在被診斷阿茲海默氏症後，需要針對自身的情況尋求法律顧問的建議：有時提早處理，只要簡單的步驟，便可以省下未來許多的花費。建議在此過程，尋求較有經驗的專門律師或是地區法律服務機構，如果你無法負擔這筆法律服務費用，可以連絡非營利的法律扶助單位，許多是免費或低價的。

如果失智者仍然自己處理財務，就必須非常小心了。因為判斷力會受到失智症影響，就算是原本很有財務觀念的人，也可能被有技巧的銷售員或是其他家人占便宜。如果失智者做了很錯誤的財務決定，又不肯放棄控制權或是接受幫助，家人可以向法院尋求指派保護者【譯註1】，有時候也可以經由信託授權的文件來避免此類問題。目前值得大家注意的是，老人財物濫用的問題正逐漸增加中。

需要為健康照顧服務制訂財務規畫

照顧者需要面對一個重要的問題，就是有關健康照顧和長期照顧的費用未來持續增加中。在長期照顧的規畫中，每年都需要劃出一筆費用來支應照顧失智者相關的支出，在醫療上可能需要支應每次看醫師的醫療費用，約需要一佰五十美元，如果住在長期照護中心，每年需要花費五萬美元。這些花費可能影響到家人的財務安全規劃，甚至是花光父母原本留給小孩或是孫子的儲存金。

一般健康照顧的花費包括日間照顧、居家照顧、藥物、安置費用（雖然失智者不一定最後都以安養護方式來照護）以及「突然發生的支出」，還有包括照顧者辭去工作機會，

譯註1　在台灣，可申請進行保護宣告。

或提早退休來擔任照顧的工作所衍生出來的費用。許多研究指出，一個家庭通常花費在照顧阿茲海默氏症和相關失智症的人身上，每個失智者約需要二十萬美元。

如果你的錢不夠支應這些支出，並不表示你只能提供不好的照顧品質。許多日照中心可以分期付款或是收取每日合理費用，許多社會福利政策有時也能協助你，社工或是相關的阿茲海默氏症協會也可以幫你找到你可以負擔且適當的照顧。長期照顧保險給付多種居家照顧、日間訪視，以及安養護照顧費用，有些私人保險公司也提供相關產品。這需要及早規劃考慮，一旦你已經出現失智症的症狀後才考慮的話，往往無法通過保險公司規定的醫療檢查，不能購買私人保險。

對你和你的社區做確實的評估

在確定開始照顧失智症親人的責任前，你應該先考慮自己的健康狀況，你對於擔任照顧者的態度，你自己的經濟狀況，以及調適壓力的技巧。你能夠擔負起這項責任嗎？如果你的答案是否定的，那並不是一件羞愧的事情。事實上，如果能夠明白這點，對於失智者是很重要的事情，因為你可以安排更適當理想的照顧過程。

下一步，評估你居住的社區關於老人或失智症的資源是否豐富或是不足，你是否住在鄉下地方，交通是否方便？附近有沒有日間照護中心？是否有照顧者（甚至是早期失智者）支持團體？如果你目前居住的社區沒有這些服務，可以考慮搬家（這需要花些時間來做決定，因為一般的建議是，在被診斷失智症以後，照顧者儘量不要讓失智者的生活起居出現劇烈的改變）。不要氣餒，你也可以做一個改變者，試

著激發社區的意識，組織各種服務來幫助自己和朋友，甚至是鄰居，共同來照護阿茲海默氏症及其他失智症。

如果你的社區有這類的資源，不要拖得太晚才去使用它。許多失智者的家人常常會等到失智者已經退化到家裡無法提供良好的照顧時，才尋求資源的協助，那時候才發現等待名單已經排很長，而被迫在壓力下做重要的決定。所以提早規畫你的照護計畫是不論何時都很重要的觀念。

對得到失智症的親人做確實的評估

身為照顧者，你必須對失智者的能力作適當的預估。假設你設定的期待過高（如果爸爸再努力一點，仍然可以自己付帳；他可以獨立完成日常事務，所以不需要幫忙他），你會冒著極大的失敗風險，同時會使得失智者陷在挫折中，也有安全上的顧慮。如果照顧者有著過高的期待而留下失智者單獨一人在家裡，失智者可能會因為忘了關爐火而造成火災，或是忘了關水龍頭而造成水災。如果你設定的期待過低（爸爸無法做好任何事，所以不要讓他嘗試），結果失智者的生活會變得很枯燥，甚至和社會脫節，慢慢地也會擴大了他或她的失敗經驗。在訓練和鼓勵下，失智者仍然可以幫忙日常生活事務，如幫狗洗澡，整理抽屜，嚐嚐湯的味道，或是其他加強生活功能的活動。

你也會想問自己：失智者的健康狀況如何？視力、聽力如何？有沒有併發症？失智症的嚴重度如何，是否變得嚴重？記憶力有變差嗎？失智者的溝通能力或是方向辨識能力如何？這和看著你的親人逐漸退化一樣地困難，試著思索失智者仍存在著的潛力和能力。「尋找仍保留的能力」可以幫你思考他們仍保留的能力。

尋找仍保留的能力

那個人是否：

友善，而且有快樂的與人相處的能力？

仁慈，體貼以及有同情心的能力？

溫柔，仍然有給予或是接受情感的能力？

喜愛音樂的能力？

有幽默感，或是能接受別人的幽默的能力？

善待兒童的能力？

能夠幫忙，想要替別人做些事的能力？

精力旺盛，仍然是一個努力的工作者？

具有創造力？

有宗教信仰或是精神寄託？

　　如果在以上的這些問句中，有任何一個答案是肯定的，如果你發現他（她）仍然保留有這方面的能力，可以試著鼓勵那個人從事下列的活動：

回想工作，兒時的情境，和其他過去的事

花點時間去戶外散步

做整理院子的工作，園藝，或是一些家庭事務

請他教導別人他所熟悉的技能

花些時間和小孩或是寵物相處

常常和他（她）擁抱

閱讀報紙或是翻閱雜誌

談論他（她）所重視的事情

悠閒地一起吃早餐或是喝杯咖啡

出席工作坊的活動，或是唱一段熟悉的旋律或宗教歌曲

努力維持，甚至加強家庭關係

　　阿茲海默氏症大多會造成家庭的改變，它不是讓家人更

靠近，就是更疏離。家人一定要討論對彼此的期待，希望在未來的時間中，大家要維持什麼樣的關係。最常見的問題是照顧工作分配不均；尚未解決的家庭衝突；兄弟姊妹之間的競爭；對於金錢和資源使用上的衝突；意見不合；對於無法信守承諾的失望。參與失智症支持團體，舉行家庭會議，建立深思熟慮的未來照顧計畫，都有助於解決家庭紛爭。

持續成為社區的一份子

　　外出吃早餐，在公園欣賞音樂會，兜風，參與工作坊的活動，以及從事其他戶外活動，都是生活的一部分，要儘可能將這些排入你的日常行程中。這些活動對於阿茲海默氏症的人和照顧者都有幫助，特別是選擇一些照顧者也喜歡的活動會更好。

　　你的創造力才會讓照顧工作成功完成。如果定期的工作坊活動對失智者來說已經超過他的負擔了，你可以陪他參加不同的服務活動。早上十點鐘才外出吃早餐，避開七點到九點的尖峰時間，可以減輕大家的壓力。你可以告訴餐廳服務人員失智者的診斷，這樣他們可以給他（她）多一些溫暖的微笑，或是在需要時提供額外的服務。

安全回家方案

　　失智者可能會因為出去散步，或只是到街角小店買完東西後，忘記回家的路，或者是認為要去參加聚會而走失，或是不知所措。針對走失造成的問題，在美國阿茲海默氏症協會有一個安全回家方案，提供附有辦識資訊的手環或項鍊，金屬製的衣服名牌，這個計畫有24小時的專線電話，所以如果有人走失並且被找到，這個辨識物可以幫助他

安全回家。這個安全回家的方案,包括保存有失智者的照片,需要時也可以傳真照片給在地區執法人員(如警察)。

　　在美國,對於照顧者也有類似的計畫,如果照顧者生病或是失能,可透過方案讓協助的人員知道相關的照顧責任。美國安全回家方案的網址為http://www.alz.org/caregiver/programs/safereturn.htm

讓環境簡單而且安全

　　家裡簡單化,可以讓照顧者每天的工作更加容易。如果失智者每天都會掙扎穿什麼衣服,衣櫥裡的衣服就不要放太多,以免增加他(她)的困擾。如果他(她)走路不穩,家具、地毯或是其他會擋路的物品應該要移開,同時浴室應該加裝握把以預防跌倒。特別是許多老人家除了失智症外,還有視力等問題,所以主要生活活動空間的照明要明亮,是一件很重要的事情。

　　重新評估和調整家中的環境安全,如門鎖、欄杆、火爐、水溫,及有毒物品的放置位置。另外,準備額外的鑰匙,可以將鑰匙交給信任的朋友或家人保管,以免他們弄丟了無法回家。

結語

　　當家人被診斷出阿茲海默氏症或是其他類型失智症時,最重要也是最困難的一步,就是接受它。接受,是去了解得到失智症後他(她)的情緒和感覺變化,以及同理失智者的

困境而發生的。當照顧者能夠接受這個疾病後，下一步要學習變成他（她）最好的朋友，就會簡單多了。同時進行短期和長期的照顧規劃是一個重要且正面的步驟。丈夫無法阻止他太太的失智症逐漸惡化，但是他可以協助處理法律和金錢的問題。兒子就算無法挽回母親說話的能力，卻可以幫她選擇一家提供音樂治療的日間照護中心。太太或許無法減輕失智先生的焦慮，但是她可以參加支持團體來處理自己的擔心和所關注的問題，這樣她才能夠心情平靜地協助他。

你正站在十字路口，你可以選擇獨自一人面對，或是選擇對於你自己、朋友、家人和失智者都有利的方式。

好朋友備忘錄

- 不要隱瞞診斷。將診斷告訴失智者以及親近的家人和朋友。
- 立即開始有順序地處理金錢和法律上的事務，特別是在失智者仍可以簽署且了解法律文件的時候。
- 檢視你擔任主要照顧者的能力。是否有人能幫忙？
- 不要太過忙碌，一天做一件能做的事就好。

第二部

如何成為最好的朋友

第四章

全新的開始

友誼的藝術

　　阿茲海默氏症改變了我們，或許是因為記憶力喪失和神智的混亂，這個原本是你的母親、父親、姐妹、兄弟、丈夫、妻子或者是夥伴的人，可能不再認識你或是了解你和他們之間的關係。很多照顧者對這樣的失落情況感到困惑、挫折、難過，甚至會出現生氣的情形。總是給予你信心，給予你最有力支持的母親，現在變得認不出你了；原本你所倚賴的伴侶，過去一直幫忙你處理銀行帳戶和支付帳單，申報所得稅，以及每天準備三餐的人，現在已經無法再做這些事情。不論你對此有何感受，你和他（她）的關係終究因此而改變了。

　　成為他最好的朋友，這樣的處理方式可以幫助照護者減輕上述的傷痛和失落，而且對失智者也會產生巨大的影響。當你重新思考或是改變你和他（她）之間的關係時，成為他（她）最好的朋友，而不僅僅只是他（她）的照顧者，他會覺得你和他（她）站在同一邊。除此之外，這樣的關係可以喚起失智者社交上的禮儀，讓他發揮目前狀況下最好的行為功能。美國大肯塔基的日間照護中心（南印第安納州失智症協會）的照顧者已全面實行這種「當失智者最好的朋友」的照護策略。許多在該日間照護中心的失智者，對於原本的家庭照顧者來說，都是艱困且具挑戰的失智者。但是該中心的員工和志工對待他們如同朋友一般，因此成功的照顧他們，家人也嘗試在家裡使用「做失智者最好的朋友」的照護策

略，得到類似的成功。

照顧者可以經由這種學習來克服這些痛楚，並且由此得到目前狀況下最好的成果，而不是一直讓自己處於失望的情境中；照顧者也可以試著將照護過程從可怕的負擔，轉變成一個有意義且令人滿足的工作。這個過程從一連串的失敗轉化為成功，重新調整彼此的關係，將失智者當成最好的朋友，這樣的關係轉變並不是不繼續給予失智者愛，而只是單純的一種對待他（她）的關係轉換而已。

一位照顧者告訴我們，他和父親之間的關係總是有一些麻煩——事實上他們的關係很糟，他十六歲就逃家。他現在是整天全職照顧父親，但是彼此之間的關係並不親密。他們每天一起散步，在傍晚時會一起喝威士忌和汽水，一起看孫子踢足球。他們發現，現在可以享受彼此的陪伴。因為父親忘了很多過去的事情，而且常常不確定和兒子之間的關係，而兒子也了解，並不再計較過去的事。照顧者的看法是：「在一起生活的重點，就是讓過去的事過去吧。」

如同許多照顧者一樣，這個兒子並不會夢想自己必須照顧那個在他生命中不受喜愛的父親。然而，這個對於失智者的處理方式，不僅修補了兒子和父親之間的關係，也修補了兒子自己內心的傷痛。成為失智者最好的朋友，並不是利他主義。重新扮演這種關係的照顧者，可以用更加自然且正面的方式得到一些新的想法，來處理日復一日的照顧工作；在問題發生前就能預先做防範；在讓每天的生活得到最大效益的基礎上，和親人建立新的關係；將照顧者的壓力和緊張，轉換成滿足感。以下是要獲致成功重要的元素。

最好的朋友是什麼意思？

好朋友會了解彼此的個性和過去的經歷

最好的朋友要能成為失智者的記憶。

最好的朋友對於失智者的習慣要有足夠的敏銳。

最好的朋友會尊重失智者的個性、情緒以及解決問題的方式。

好朋友總是一起行動

最好的朋友會開心和失智者一起享受活動。

最好的朋友會讓失智者一起參與活動和日常的工作。

最好的朋友會先發起活動。

最好的朋友會將失智者過去的技能和興趣結合在活動中。

最好的朋友會鼓勵失智者享受生活中簡單的事物。

最好的朋友會記得慶祝特殊的日子。

好朋友會彼此溝通

最好的朋友會有技巧地傾聽。

最好的朋友會填滿空白。

最好的朋友會詢問容易回答的問題。

最好的朋友能明瞭非語言溝通的重要性。

最好的朋友能溫柔地鼓勵失智者加入談話。

好朋友能建立失智者的自尊

最好的朋友會經常給予讚美。

最好的朋友會小心地詢問建議或意見。

最好的朋友總是給予鼓勵。

最好的朋友會道賀。

好朋友常一起歡笑

最好的朋友會講笑話和有趣的故事。

最好的朋友會利用自然發生事件來製造樂趣。

最好的朋友常使用自我解嘲的幽默。

好朋友之間是平等的

最好的朋友不會貶損失智者。

最好的朋友會協助失智者保留面子。

最好的朋友不會假想自己是監護人。

最好的朋友明白學習是彼此互動的事情。

好朋友會努力經營彼此的友誼

　　最好的朋友不會過度敏感。

　　最好的朋友會多做一點。

　　最好的朋友會建立值得信賴的關係。

　　最好的朋友願意常常表現出自己的情感。

好朋友會了解彼此的個性和過去的經歷

　　通常兩個人會變成朋友是因為雙方具有某些共同點；或許他們畢業於相同的學校，或是曾一起欣賞球賽。隨著友誼的增長他們對彼此的認識愈來愈多；例如對方有多少兄弟姐妹，他們的生日、出生地、文化背景或宗教信仰、嗜好或特殊的成就。當我們對於朋友了解得越加深入，經常會有越多令人驚訝的事情發生，例如過去固執地認定朋友是一個鄉村音樂迷，他可能也同時對於古典音樂有很大的興趣。

　　朋友彼此的情緒和個性合得來，也能夠適當地拿捏時機，例如「在某些地方或是時間是不能開玩笑的。」朋友了解彼此解決問題的風格，知道哪些忠告會受歡迎，那些不受歡迎。

最好的朋友要能成為失智者的記憶

　　身為最好的朋友，應該要盡量記住許多和失智者有關的事物，好提示或提供過去的成就給失智者。如果一個人目前處於初期的阿茲海默氏症階段，可以試著和他（她）一起製作「他的生命故事」書（請見第93頁），就算照顧者覺得認識他所有的家人，包括他（她）的父母和兄弟姐妹，你仍然可以由他（她）自身觀點所敘述的故事中，得到一些驚喜。

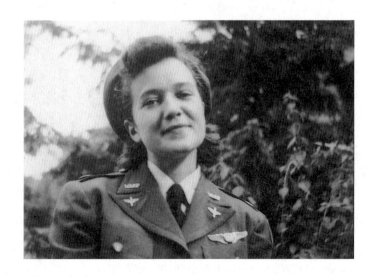

　　當朋友或家人和瑪麗・英格爾相處的時候,每次都會提到她特別的人生和成就(她是二次世界大戰時的頂尖女性飛行員之一,當時她是美國女性飛行員協會會員),因為他們知道,這總是能引起她的笑容。朋友可能會這麼問:「對於B29轟炸機來說,妳的個子太嬌小,妳在開玩笑嗎?你真的開過B29轟炸機嗎?」瑪麗回答:「當然啦。」

　　瑪麗進入了肯塔基州的航空名人堂,一些年輕女性志工在日間照護中心和她談話時,對她產生更多的敬意。

最好的朋友對於失智者的習慣要有足夠的敏銳

　　即使到了疾病的晚期,失智者經常還保有自己的價值觀和習慣。舉例來說,宗教的習慣和信仰是深入人心的,了解一個人的信仰對於提升照顧品質很重要,這也有助於我們了解他們為什麼要做那些事情。

麗歐塔・基爾肯尼的胃口總是很好，並喜歡享用所參加的地方教會日間照護中心的午餐。某一天她在午餐時間拒絕吃午餐，她說：「我現在不能吃東西。」在數次鼓勵她吃飯後，她變得很激動，因此照顧工作人員讓她跳過這一餐。當她的女兒安來載她回家的時候，謎團解開了，原來是在來日間照護中心之前，她告訴母親是要來參加「教會的活動」。安告訴日間的照顧者「母親是天主教徒，她認為她是要來教堂吃聖餐，在她的宗教習慣中，出席教堂吃聖餐的前一個小時必須禁食。」

這個案例凸顯出，根深柢固的習慣即使無法以語言表達，仍然會影響每日的例行照顧。

最好的朋友會尊重失智者的個性、情緒以及解決問題的方式

在失智症發作的初期，個性和解決問題的方法有時會改變，但根本的個人態度和風格通常維持不變。舉例來說，一個總是能克服逆境的人可能在罹患失智症時，仍然能保有部分這方面的能力。一個總是掌管事物或是身在威權位置的人，通常很難好好地接受他人告訴他要做什麼。

瑪麗汀・艾凡斯總是告訴她的朋友和家人，她不喜歡早起，而且早上會情緒不好。當她參加日間照護中心時，敏銳的工作人員和照顧者會對她問安，並且說：「瑪麗汀，我知道妳不習慣早起，需要一些咖啡來提神嗎？來個五杯如何？」

了解到瑪麗汀的習慣，最好的朋友絕對不會強迫她參加太早的活動，會尊重她想晚點起床以及喝一些熱咖啡的

期望。至於故意開玩笑說「五杯」，只是要引起瑪麗汀的幽默感。

好朋友總是一起行動

最好的朋友會開心和失智者一起享受活動

許多友誼是從工作中、教堂，或是在學校時候開始的。人們從見面開始，發現了共同的興趣，在一起做事的基礎上，開始建立友誼。朋友們會一起享受各式各樣的活動，包括去看電影，散步，運動，或打球，旅行，度假，做義工，做手工藝，購物，或者只是在電話上聊天。

活動可以事先計劃好，但是許多活動常常是自然發生的。好朋友會發現只是簡單的活動，例如租錄影帶來看，或是一起去購物中心，便可以得到和精心計畫好的外出旅遊同樣的快樂效果。

最好的朋友會和失智者一起參與活動和日常的工作

即使因為功能退化受限制，通常還是可以邀請失智者幫忙一般日常小事。例如：協助擦乾盤子，或是拿報紙到回收桶。這樣的目的是在於失智者能夠參與這些活動，鼓勵他（她）將這些參與變成日常生活的一部分。這也讓他和照顧者之間產生連結，能夠經由一起做事情得到滿足感。

瑟吉過去曾是一間大公司的經理，在被診斷出罹患阿茲海默氏症後，他的太太已經陪伴他在家休息十年了。年復一年，

許多他們曾經一起享受的事情，逐漸變得不可能了。然而他的太太薏特璐發現，他仍能從日常工作中，例如幫忙切晚餐要用的菜，得到相同的享受。

瑟吉從幫忙準備晚餐中，感受到滿足和成就感。這個活動會成功的原因之一，是它有清楚的目的和結果（準備晚餐然後享用）。使用好朋友的對待方式，葛特璐可以稱讚瑟吉做了美味的晚餐，並且感謝他的辛勞。

最好的朋友會先發起活動

因為失智者通常已經失去發起活動的能力，或無法完全了解他人的邀請，以至於去詢問他「你想做什麼事情嗎？」是一個錯誤的方式，因為通常他會回答「不要」或「沒有」。好朋友會這樣說：「我想去散步。來吧！跟我一起去。能和你一起運動真的太好了。」

「爸爸！讓我們一起開車去兜風。」馬斯・松村的兒子瑞棋覺得發起一個父親最喜歡的活動時間到了。「爸爸喜歡坐在車子前排，他喜歡放50年代的音樂唱片，同時評論沿路上的車和人。」

瑞棋每天花幾個小時和父親一起，他知道當他發起一個父親喜愛的活動，例如去散步，或是和小孩在一起，或是看老電影，一同開車，那麼那一天對他們兩人而言，就會是美好的一天。

最好的朋友會將失智者過去的技能和興趣結合在活動中

即使在罹患阿茲海默氏症後，那個人過去的技能和特殊的興趣仍然常常能夠維持得很好。這就是為什麼知道失智者過去的興趣極為重要；他（她）可能仍然想要尋求這些興趣，特別是在有人幫忙協助的情形下。

泰普‧史蒂文過去喜歡創作和寫詩，就算是罹患阿茲海默氏症之後，他仍然持續地寫作、上課，甚至偶而會去教書。他和他的太太佛蘭基，對於他的詩被刊在阿茲海默氏症相關的刊物上而感到驕傲。

因為人們過去擁有非常豐富的生活，所以將活動連結到他（她）過去技能的可能性是非常大的。

最好的朋友會鼓勵失智者享受生活中簡單的事物

簡單的事物經常是在失智症照顧中最好的事物。舉例來說，一起在書店瀏覽書籍是很愉快的，或許你們會討論剛剛看到的一個染頭髮的青少年，或閱讀藝術相關書籍的樂趣，或是發現在擁擠的角落有兩個舒適的坐位。這種活動並不一定隨時都適用；失智者也可能因為太擁擠而變得激動。如果你不確定，可以短時間而且選人少的時間去嘗試一下，當他（她）開始變得坐立不安時，就是該要回家的時候了。

瑟吉‧卡加多和他的太太會從一個簡單的活動中發現到樂趣（他們常常在車庫拍賣中尋寶）。瑟吉有收集世界各地木製

品和藝術品的嗜好，他現在仍然享受瀏覽拍賣品和打折商品的
樂趣。

沉默也是友誼過程的一種型態。有時只是單純的一起坐
在舒適角落的位子，看著周遭發生的事物，或是看朋友或家
人玩遊戲，或是看電視，失智者可以藉由和大家在一起，而
有參與感和安全感。

最好的朋友會記得慶祝特殊的日子

慶祝生日、結婚周年紀念、榮民節，或是其他的傳統節
日，可以喚醒失智者許多過去正向的記憶。在一年中任何時
間都可以慶祝特殊的日子，但是要記得避開生日或是其他相
關的重要活動。

菲爾和凱倫·祖威基在結婚十年後，再一次宣示他們的結
婚誓詞，這對伴侶在家人和朋友的陪伴下享受了整個下午的香
檳和結婚蛋糕。五十二歲的菲爾和大家公開了罹患失智症的診
斷；他們雙方都同意盡力保持他的活力和享受人生。

好朋友會彼此溝通

好朋友常常一起聊天。不論是在電話上，還是在辦公室
的飲水機旁邊，朋友喜歡彼此互相分享故事、八卦、想法，
寫電子郵件，或是傳簡訊。不論是好消息還是壞消息，朋友
也總是會彼此傾聽。

最好的朋友會有技巧地傾聽

照顧失智者時，當他（她）想說出重要感受的時刻，照顧者能夠試著傾聽是很重要的事情。我們應該給失智者足夠的時間來表達他（她）的感覺或想法。有時耐心傾聽的獎賞是讓我們獲得失智者的理解。

瑪麗亞・索翁妮在她的人生中說過三種不同的語言：孩童時說義大利話，在阿根廷時說西班牙話，在她移民到美國後說英文。她現在常常會將三種語言混在一起說出來，她的居家照顧者藉由仔細聽她說話的方式，來當她最好的朋友。當他們聽不懂她說的話時，仍然可以從說話的語調、臉部的表情和其他肢體語言來理解她說的話。

最好的朋友會填滿空白

失智者會逐漸失去組織語言和句子結構的能力，當你能夠提供一些提示和線索，就能明顯地改善彼此的溝通。有時候只是幫忙補幾個字，填滿句子就能使對話繼續下去。

安達・艾德華平日喜歡聊天，但是出現了找到正確用字方面的困難。當安達說：「那些小孩，我會想念他們……在學校……」她最好的朋友會說：「是皮卡多米嗎？」這讓安達能夠繼續說：「皮卡多米，那是我的學校！」

有關孩童時期、老師、小學同學等聊天的內容可以繼續下去，這都是因為最好的朋友會適時在聊天過程中，提示一些在安達人生中熟悉的人名、地點和事物。

最好的朋友會詢問容易回答的問題

當你問了一個他（她）不知道如何回答的問題時，他（她）很容易感覺到挫折。

伊芙琳・塔伯特是一位退休的圖書館員，每當她度假回來，她都會感到挫折，因為如果有人問她：「你去哪裡度假？」或「沙灘叫什麼名字？」她總是答不出來。最好的朋友會使用有技巧的詢問方式：「你和你的先生羅伯一起去海邊觀浪，玩得愉快嗎？」

當你提供了某些度假有關的資料，可以刺激伊芙琳的記憶，讓她能夠分享度假的歡樂和參與聊天的過程。

最好的朋友能明瞭非語言溝通的重要性

因為失智者口語能力的降低，肢體語言對照顧他們來說，就變得非常重要。最好的朋友應該溫暖地、微笑地伸出手來歡迎他。握手對於仍然記得過去時光中人人都互相握手致意的失智者而言，仍具有特別的意義。他們幾乎都會對握手有回應，互相握手是一個關係的開始，一個根深柢固的象徵，表示彼此是朋友不是敵人。「用手說話」總是有效，例如用手勢輕拍座位，可以協助他接受到坐下的訊息。

因為瑪莉・柏馬斯特聽力喪失，對於在日間照顧中心裡照顧她的志工來說，肢體語言變得特別重要了。在眼神交會時，志工會微笑並說：「瑪莉，中餐已經準備好了。」接著志工會輕觸她的肩膀，輕拍她的手，然後引導她到餐桌旁邊。

一個最好朋友的輕柔觸碰代表了許多的意義。

最好的朋友能溫柔地鼓勵失智者加入談話

　　盡可能地讓失智者加入聊天是非常重要的。和他（她）生活經驗有關的，沒有限制開放式的問題（告訴我關於……；你認為如何……）在這過程中特別有效。

　　詹姆士‧赫勒威的人生中有太多可以談的事情：和他的叔叔一起釣魚，養德國牧羊犬，收集溜溜球，研究偉大的藝術家和他們的作品，欣賞古典音樂，教音樂理論，參觀龐貝古城的遺址，上耶魯大學，整理老爺車的工作，在二次世界大戰時當軍艦上的軍醫以及其他很多很多。

　　這些記憶都被「隱藏」在深處，直到你溫和地用「告訴我關於……」鼓勵他將這些說出來。

自然地發生友誼的藝術

　　最近到一間護理之家對工作人員演講，英語是那裡多數人的第二語言。我們在那裡的演講是關於如何提供高品質的照顧，但是發現專業性的演講反而讓人不容易聽懂。我們改而講有關於友誼和失智症的照顧，並做了一個對照顧者來說相當實用的練習活動。我們先要參加者說出一個好朋友的名字，再想一想他們為什麼可以成為好朋友。以下是其中一些答案：

瑪麗亞：她是一個好傾聽者
我的媽媽：她總是支持我
蒂莎：我們一起購物很快樂

麥克: 帶來歡樂

東尼：沒有偏見

我的姐妹：她非常了解我；我們都知道彼此在想什麼

傑克森：愛

米亞：真誠的回饋

喬：支持的

　　接著，我們詢問這些照顧失智者的工作人員，他們認為所照顧的住民是否會對這些代表友誼的特徵有反應，答案是「會的」。

　　接著我們問，朋友如何在以下的情境中幫助失智者，這是其中一些的答案：

那個人看起來沮喪，激動不安。	給她一個擁抱。 問她哪裡不舒服，花些時間陪伴她，確定她的健康是否良好。 和她一起唱歌。
那個人走來走去。	和她一起散步，詢問她是否需要幫助。 說個笑話。
那個人不想參加之前很喜歡的活動。	告訴她我們很需要她。 溫柔地提醒她，但是不要激怒她，讓她自己做決定。
那個人很生氣。	告訴她，你會處理這個問題；離開一陣子；告訴她不用在意；告訴她，我有時也會生氣。

　　在了解這些觀念後，工作人員現在可以停下來，觀察和傾聽何時會發生問題，以及問他們自己「一個朋友會怎麼處理？」或「我怎麼做才是她的好朋友？」這樣會讓他們工作更加順利。自然而然地成為朋友，其中所需的要素只須簡單的練習就可以。試著在家裡練習吧。

好朋友能建立失智者的自尊

好的友誼會讓每個人表現出自己最好的一面，這包括了相互支持，給予對方建設性的批評，以及無條件的支持。朋友之間總是看到的優點比缺點多，當朋友給予我們讚美，對我們維持忠實，與我們保持持續的連絡，告訴我們對他們來說有多重要，如此我們的自尊心就逐漸地建立起來。

最好的朋友會經常給予讚美

告訴他「你今天看起來很棒」或「你真的將花園整理得很好」，可以建立他的自尊。讚美也可以緩和一個今天狀況不佳的失智者的情緒，讚美可以將他（她）的注意力從關注的問題或擔憂中分散開來。

露比・梅・莫里斯喜歡漂亮的衣服。用這些話來讚美她，例如「你美得像雜誌照片一樣。」「你打扮的真漂亮，可以參加宴會了。」或是「藍色的衣服和你的眼珠顏色很搭配。」這些都會讓她眉開眼笑。她從這些讚美得到的好心情似乎可以持續一整天。

我們必須認識到，讚美可以輕易獲得如此巨大的回應，就算他已經忘記了讚美的字句，讚美所帶來的好情緒還是可以維持很久。

最好的朋友會小心地詢問建議或意見

另一種讓他（她）覺得自己有價值的方法，就是詢問他

（她）意見。並不是要問關於國債或是國際貿易這種嚴肅的問題，反而，你可以使用的問題如：「我今天還沒有機會看鏡子，你覺得我的領帶和襯衫搭不搭配？」這可以延伸彼此的對話，朝向討論布料種類、質感、顏色，調整領帶的寬度，甚至講到是否需要新的衣櫥。

「媽媽，你覺得墨西哥如何？你覺得那裡好玩嗎？」艾瑪・辛浦森喜歡女兒問她這些關於旅遊的意見。

即使艾瑪已經無法到處旅行了，她仍能享受到女兒看重她的意見。像這樣的問句，給了母女一個機會，一起看旅遊簡介，討論要穿的衣服和天氣，甚至是觀光客必吃的美食是什麼。如同其他母親一樣，艾瑪會在女兒問她問題的時候，感到非常興奮。

最好的朋友總是給予鼓勵

失智者需要各式各樣、越多越好的鼓勵。身為朋友，有時候提醒他們的價值，可以鼓勵人心；例如「你讓我的生命更加豐富」或是「我們就像是一對姐妹」。失智者也受某些特殊的工作所鼓舞，特別是那些他可以完成的工作。一個好朋友可以這樣說：「我需要你幫忙完成這個拼圖，你可以坐下來幫我一起完成嗎？」

埃德娜・卡蘿・格林威地的註冊標誌是一條美麗的圍巾，它會讓人看起來更有創造性。有一天，日間中心的督導帶來了一堆圍巾，並鼓勵埃德娜向大家說明如何穿戴。埃德娜開心地幫每個人圍上圍巾，在她的觀點而言就像是一場服裝秀，她大

聲地說：「很高興能幫上忙！」

要練習過去熟悉的技巧，需要的常常是溫柔的鼓勵。

最好的朋友會道賀

照顧失智者，不論大小事他們都需要常常被道賀。

當埃德娜‧艾德華的孫女進入肯塔基小姐選美的決賽時，日間中心的志工興奮地說：「埃德娜，恭喜，妳孫女的美麗一定是因為有妳的遺傳！」埃德娜的回應通常是這樣：「就是啊。」

我們可以因為失智者目前的、家人的或是他過去的成就而向他道賀，或許有人跟埃德娜一樣有類似的經驗！

好朋友常一起歡笑

幽默在各種關係裡都是一個有力的要素。幽默幫助人們分享經驗，紓解緊張，並將人與人連結在一起。許多的研究也證實大笑對生理有正向的作用，可以促進免疫系統功能，並讓血壓降低。

最好的朋友會講笑話和有趣的故事

就算是老掉牙的笑話也可以引起失智者的大笑。有趣的故事常常受到歡迎，特別是和照顧者或是失智者自己有關的

故事。舉例來說，最好的朋友可能會說：「我還沒原諒你吃掉了祖母感恩節所做的最後一塊南瓜派。」不要忘記，失智者可能仍然記得或者說出一個很棒的故事或笑話。

儘管傑理・魯坦伯格曾經多次中風，他仍能保持幽默感。照顧志工在和他互動的時候，他常常會開一些玩笑。

在許多朋友的場合中，常常出現有人講了一個笑話之後，出現的反應是：「不要再說了，我已經聽過很多次了！」但是在失智症的照顧中，一個故事被重複多次仍然是會受到歡迎的，可能是因為他們已經不記得聽過了，更可能是他們藉由故事和歡笑連結在一起。

最好的朋友會利用自然發生事件來製造樂趣

許多自然發生在失智者自己，或者是他周遭的人身上的情況，常常是幽默有趣的事情。笑聲可能來自於一位護理之家的照顧員追逐一隻從籠子裡逃跑的寵物兔。樂趣可以來自許多方式：

瑞棋利用照顧父親馬斯時自然發生的事件。「父親對於摔倒或是和身體有關的幽默感到好笑。我會假裝不小心撞到牆，或是被自己絆倒，有時他會抓到我作假，但是其他時候他都會大笑。父親喜歡押韻的東西，並且對於笨拙的或獨特的語言感到好笑。他仍然詼諧而且機靈，喜愛自然發生的幽默。」

我們身邊充滿這些自然發生的樂趣，可以幫助失智者減輕失落感。

最好的朋友常使用自我解嘲的幽默

好朋友不會害怕自己變成嘲弄的對象。困窘的時刻偶而會發生在我們自己的身上，但發生在失智者身上時，就需要特別的注意。當一個失智者找不到眼鏡時，最好的朋友可以回應說：「我上個禮拜都在找我的眼鏡，結果發現它就在我的鼻子上。」

在日間中心裡，大家都喜歡瑪麗汀，她有時候會找到某個東西，並帶來給大家看。在那一天早上她要將東西拿出來給大家看時，才發現忘了帶東西來，她說：「我總是忘記帶想要給大家看的東西。」她最好的朋友會以自我解嘲的語氣接著話題，以免影響整個團體快樂的情緒：「我也有一樣的問題，還好我把我的頭緊緊地固定在我的脖子上，才沒有弄丟掉！」

自我解嘲的幽默讓失智者感到安心，自己不是世界上唯一健忘的人。同時也淡化了負面的情況，並協助他們保持正向情緒。一個好的自我解嘲會引起笑聲而中斷緊張情緒，或者讓原本皺著的眉頭轉變成笑容。

好朋友之間是平等的

友誼中無法接受不平等的對待，每個人都有優缺點，但是這些不同應該被稱讚，而不是被強調。

最好的朋友不會貶損失智者

使用帶有優越感的言語在照顧失智者過程中，並不是很恰當的事情。所謂不適當的語言包括有：過度誇張，過度緩慢，過於慎重的言語；使用幼稚的言語；輕率的言語；不給失智者有足夠的時間回應的問題；詢問不適當或者是令人窘困的問題；或是談論其他人，好像他不在現場一般。

茹比娜‧狄恩喜愛看有名女性的傳記。有一天，她正想要回憶關於海倫‧凱勒的事蹟，但是卻想不起來有關的事情。好朋友可以感覺到她不能想起的痛苦，只是單純地回應說：「我感到遺憾。」

她最好的朋友沒有用帶著優越感的態度去否認或忽略她的感受。但是，茹比娜需要朋友給予同理心和支持的態度。

最好的朋友會幫失智者保留面子

許多失智者仍然很獨立，他（她）仍然有很強的自尊心，會不太情願接受他人的幫助或是「同情」。

當瑪格麗特‧布魯貝克的朋友或家人來拜訪時，他們總是擔心她吃的不好。她一直維持著驕傲，而且拒絕食物類的禮物，並且會說她不餓，或是「剛剛吃過大餐！」有一個志工採取不同的方法，在一次拜訪中，他說：「瑪格麗特，你可以幫我忙嗎？這週香蕉在大特價，我買了三磅香蕉，我太太在其他時間去超市，也買了三磅。我們不知道如何處理這些香蕉，你能幫我帶走一些嗎？那將會幫我們很大的忙。」

瑪格麗特開心地拿走了香蕉，因為她幫了朋友一個大忙，而朋友維護了瑪格麗特的自尊。

最好的朋友不會假想自己是監護人

　　朋友一般都會平等地彼此對待。失智者都會想要有獨立自主的感覺，他（她）會對於周遭都是命令的方式感到反感。

　　伊迪斯‧海亦是一位母親，將終生都奉獻給子女，並在女兒小時候給予許多照護。現在，伊迪斯因為需要人照顧，和女兒住在一起。她的女兒唐娜說：「媽媽會敏銳地感覺到自己被人管理，試著去當她最好的朋友這樣的方式，對於我們雙方來說是件好事。我喜歡提供母親機會，並且用她的方式，或是跟她的朋友一起做有意義的事。我們全家在教會仍然非常活躍，而我們一家四代常常聚會，母親在聚會中發揮功能。我們藉由去日間照顧中心的時間，來保留彼此的空間。母親喜歡扮演幫助者的角色，而她也在日間中心幫助別人。」

最好的朋友明白學習是彼此互動的事情

　　平等的意思就是彼此互相學習。許多失智者仍能分享他們的個人故事，表達同情和關心，或展現過去熟悉的技能和習慣。

　　黛西‧傑金斯是一本活的植物和草藥百科全書，並且知道如何把植物用在健康或者是療癒方面。她也知道一些植物在醫療方面的用途。

許多過去的治療方法現在已經回來了，她的家人和朋友仍然受她的寶貴知識所照顧。

好朋友會努力經營彼此的友誼

友誼都有發生問題的時候，有時是誤會，有時是朋友在某件事上讓我們失望。如果持續的失望，友誼是不會存在的，但是最好的朋友會討論意見不同的地方並努力改進。良好的友誼可以處理某些混亂時刻，會有建設性的相互取笑，甚至可以達到較高的精神層次。好的友誼也需要努力和溝通，朋友需要用電話或是書信常常連絡，或者是彼此發起一些活動。

最好的朋友不會過度敏感

朋友必須知道，如果失智者出現問題，是正常的疾病過程，而不是那個人的問題。有時，控制力會因為失智症而降低，以致於他可能說出一些令人驚訝的話。

潔芮‧格林威會鑑賞藝術品、音樂、衣服，以及珠寶。有一天日間中心的志工，拿出一些服飾配件來問她的意見，她說：「這些看起來像是一堆垃圾。」

有經驗的志工會用幽默的方式來回答：「我想我問了愚蠢的問題。」

最好的朋友會多做一點

在失智症的照顧中，多數工作是由朋友完成。就如同我們常常會幫有困難的朋友多做一些，在照顧失智者時也是如此的態度，我們可以多做一點。

「法蘭西斯讓我們全家連結在一起，過去，她照顧我們每一個家人的需要。」她的丈夫比爾‧塔特門每天祈禱她有乾淨的衣服，好的食物，能好好會面，以及一同野餐。現在在法蘭西斯無法照顧自己，他感覺到，去滿足她的需求是他們所能給予她的回報。

在這個例子中，丈夫和子女可能因為做這些照顧的事情，而變得更加親近，他們也認知到現在是他們給母親支持和照顧的時候。

最好的朋友會建立值得信賴的關係

建立信任的關係是需要努力的，照顧者要表現出信心，持續地努力以及愛的照顧就可以建立這種關係。雖然有些失智者對世界充滿不信任感，但是，一點一點地，一份信任的關係是可以建立並維持的。（第七章會提到更多有關的事情）

霍伯‧艾廉的太太每天都花一點時間做一些先生喜愛的事。其中之一是手牽手一起在自家農場上散步，看看養的牛，或是在從小長大的鄉間開車兜風。

和太太一起探索熟悉的地區，讓霍伯感到安全。這同時加強了他和太太之間的信任關係。一起攜手前行，他們是夫

妻，現在也是最好的朋友。

最好的朋友願意常表現出自己的情感

美國有些長期照顧機構和日間中心有所謂「一天擁抱三次」的規定。好朋友應該要常常對失智者盡可能地使用不同的方式表達情感，包括給予讚美，握住她的手，拍拍他的背，擁抱，和對她微笑。

法蘭西斯‧塔特門一直都喜愛小孩，她迫不及待想當祖母。現在，一個擁抱或是親吻，是她目前仍能給予她七個孫子的。他們也如此加倍地回應她。

情感有很多種型式，多數的人對於擁抱和觸碰會表現反應，但並非每個人都如此。有時情感的表達可以是言語上的，或者只是花些時間陪她。

結語

友誼在我們生活中佔了很重要的部分，你不需要有很好的學歷就可以了解它。它是多面向的，有些人有很多朋友；有些人只有一些。但即使是獨居的人也有權利擁有友誼。做他最好的朋友，可以幫助他回復許多舊時的美好時光。它提供了失智者支持和保證；它也是一種方式，幫我們處理每天的擔憂和問題；它減少了許多失智者的質疑行為；它也可以維持失智者的自尊。

在照顧失智者時，仍會有許多壓力和緊張的時刻。但是

做他最好的朋友這樣的照顧方式，可以提供照顧者和失智者彼此滿足和歡樂的時光。當你重新思考或是建立你和失智者的關係，當你嘗試以好朋友的方式照顧他，你就能夠將自己準備得更好，以便處理每天面臨的挑戰。

好朋友備忘錄

- 友誼是多面向的。每個人都潛在有成為別人朋友或是擁有自己朋友的能力；友誼不用知道界限。每個人都有潛力成為失智者的好朋友。
- 失智者會出現關係混淆。太太被當成「母親」，以及女兒變成「太太」，這是重新做最好的朋友的另一個理由。
- 家庭關係常常因過度投入情感而超負荷，但友誼可以喚回過去的美好時光，同時帶出失智者最好的一面。
- 面對如此多的失落和孤獨，一個人最需要的就是好朋友。

【第五章】

製造記憶

以一個人的生活故事為榮

醫學的進展為喪失四肢的人發展出義肢技術，為白內障的人回復視力，運用助聽器來改善聽力。雖然阿茲海默氏症目前無法治癒，我們還是可以將記憶帶回來——用個「人」的輔助方式——也就是「好朋友」的方式。最好的朋友就是他的記憶，就是失智者的傳記作者。

其中最重要的事之一，就是好朋友的方式可以提供個人化的照顧。在家裡，是由家人擔任主要的照顧工作，照顧很自然的是個人化。但若是由長期照顧計畫的工作人員來照顧，就會是一項挑戰，這些工作人員不一定認識他們。然而，不論哪一種方式，用筆寫下，用錄影帶，或是使用剪貼簿的方式記錄生活故事，都可以幫忙失智者和照顧者建立出特殊的、有愛心的、一對一的關係。生活故事可以引導照顧者設計出失智者喜歡的活動，以及讓照顧者了解潛在可能引起的傷心、激動或關注的事情。好的生活故事也可以幫助認識這個失智者，且讓他減少恐懼。

生活故事也是記錄一個人過去成就的方法。當家人一起建立生命檔案時，生活故事的方案可以當作治療的工具，好的生活故事計畫可以增加照顧的接受度，並讓家族成員之間更加親近，記錄失智者的生命歷程，同時可以幫忙下一代收藏這個故事。

這個寫下生命故事的想法可能造成大家的負擔，但是實際上並不會如此。本章提供一些必須列入的綱要，而你可能

已經知道很多你所需要的特定資訊，可用來創造有效的生命故事書。本章也提供你如何創造一個「生活故事卡」，可以在每天的照顧中使用這簡單的生活故事卡（請看第103頁）。

想像你自己是一個偵探，正在收集並記錄一個好的生活故事所需的資訊，其中包括了家族的議題，和遠方的親戚以及朋友會談，回顧老照片和剪報，如果可能的話，也需要詢問當事人。很重要的一點是，及早開始做生活故事書，這樣失智者才能幫忙提供許多自己的故事。如果延遲了很久，仍然可以向朋友和其他家人搜集這些資訊。重要的歷史點，或家族成員所經歷過有意義的事件（例如第二次世界大戰，一起去聽法蘭克・辛納屈的音樂會，一起去蘇利文劇場）是好的開始點，盡你所能地去留意，你會驚訝於個人的經歷可以重新回到生活中。

個人的生命故事可以納入阿茲海默氏症的各方面照顧裡。你可以參考第109頁麗蓓嘉的例子來製作生活故事書，在其中，我們提供了有關失智者優質照顧和各種有意義活動的註記。

生命故事的內容

如果你為母親製作生命故事書，必須記住，這個生命故事的聽眾要比家族成員多許多。如果你的母親有天需要居家幫助，或是必須住進安養護照顧機構時，這個故事書必須能讓一開始還不熟悉你母親的工作人員，對你母親的過去有所了解。所以故事書需要包含以下的內容。

童年時期

在阿茲海默氏症的照顧中，有時知道失智者早年的事情比晚年的事情更加重要。多數失智者對於童年時期的記憶，比近期的生活記得更久，所以我們應該儘可能多知道許多在這段重要時間發生的事情。

● 記錄出生的時間和地點（或者是收養的時間），但是請不要只是簡單地寫下地名或者是過程而已，可以多寫一些有關母親成長的環境。例如她是出生在鄉村還是城市？是出生在阿帕拉契山的煤礦營地，還是公園大道的豪宅？她自己養雞來吃，還是用買的？她生長的城市主要的產業是什麼？家鄉有什麼值得驕傲的事物？她可能記得出生的地方是福特A型車的第一輛生產地，或是康寧餐具的發源地，或是人人稱讚的艾菲爾鐵塔所在地。

● 試著將所有資訊拼湊在一起，就算僅僅是你母親小時候的家族圖，也要包含她的祖父母、父母和兄弟姐妹的名字。詢問是否有特殊影響力的親屬，例如時常受到稱讚的姐姐，或是曾經贏得烹飪比賽獎牌的祖母。

● 要著墨一些有關學校的事情。你的母親記得她第一天上學的情形嗎？這個事件通常是一個重要的事件。那是一間小學校還是大學校？是否有喜歡的課程，還是老師？還記得一個女士很驕傲的想起她是「七年級數學小老師」這件事情。

● 看看她父母的職業是否很特殊（至少和今日相比）。是送牛奶的，還是地區船隻的領航員？許多老一輩的人曾經移民，或是移民的小孩，如果你不知道這些，尋找家族早期的過程是很有意義的。有時這些故事充滿戲劇性——驚險

地從一個專制的國家逃難來的，還是在危險的船上經歷過艱困的航行，或是坐旅行車到達奧克拉荷馬州。

● 要詢問有關快樂或者是悲傷的事情。需要尋找任何在兒時有意義的事情，童年時期的快樂經驗很重要，同時也需要了解創傷的經驗，以免不小心觸碰到傷痛的記憶。可能有意義的時刻，是當選了該年度的模範生，或者是參加了州際杯釣魚比賽。了解你母親是否有傷痛的童年是很重要的事情（例如小時候是孤兒，出生在戰亂時期，或是發生過天然災難，例如火災或是水災）。

● 了解兒童時期搬家的感覺。如果你的母親是軍眷，因此住過許多城鎮，這將會很有趣。

● 記錄家族裡家人的名字。這些常會讓母親有發表意見的機會。

「我愛我的父親，他的名字是托比。所以我將女兒取名為托比來紀念他。」薇拉・麥卡比驕傲地解釋。

漢麗塔・佛瑞澤喜歡和人分享她的名字：「我父親在我出生前就去世了，所以我的母親替我取名漢麗塔來紀念父親。他的名字是亨利。」

你也可以談論以前有趣的名字：「母親的名字是美國，很有趣吧！」【譯註1】綽號的紀錄也很重要，雖然有時會讓人擔心有鄙視的問題。我的家人，事實上，在發現父親或母親過去的綽號時，會表示驚訝和一些樂趣。也要特別注意

譯註1　類似以地名來當作人名，例如有人取名為武漢、重慶，以紀念先祖。

你母親叫她父母的叫法，例如：媽媽、母親、媽、娘，爸爸、爹地、老爹。

- 學習你母親兒時最喜愛的活動或嗜好。運動對很多人來說占了重要的位置；可以重新喚起或是進行他們兒時的遊戲。許多較嚴肅的活動，例如演奏樂器或是收集郵票和錢幣等，也可以讓生活故事更加豐富。
- 她記憶中的寵物。對寵物的記憶往往是真實而快樂的，你母親兒時是否有特殊的貓或狗寵物，也許她有一隻名叫小黑的黑貓，或者是有女性化名字的梗犬？也可能她曾經在愛達荷州的農場裡養小鹿作寵物。在鄉下長大的人，也許對於在市集上贏得一隻寵物，或是一隻大家都捨不得吃的豬仍會有記憶。

生命故事的配方

　　我們建議用以下的要素來製作完整的生命故事。在這裡，這些要素是依照時間來排列，但是事件的描述，並不限在某些時段中。舉例來說，可能有人全部的工作歲月都是在軍隊中度過。

童年時期
　　出生日期和地點（或者是收養的日期）
　　父母和祖父母
　　兄弟和姊妹
　　早期教育
　　寵物

青少年時期
　　中學的名稱
　　最喜歡的科目
　　朋友和興趣
　　嗜好和運動

第一份打工

成年早期
　　大學和工作
　　婚姻和關係
　　家人
　　社團和社區參與
　　第一個家
　　軍旅生涯

中年時期
　　孫子女
　　嗜好
　　工作／家庭角色
　　社團和組織
　　社區參與

晚年時期
　　生命中的成就
　　嗜好
　　旅遊
　　家人

其他重要的要素
　　種族
　　宗教背景
　　獎項
　　特殊技能

青少年時期

　　青少年時期是對我們人生影響最大的生命階段之一。在這一時期，重要的生活事件可能有：從初、高中畢業，約

會，買第一輛車，以及第一份打工的工作。青少年時期也是孩子開始獨立的時候——邁向成年的第一步。

● 試著從教育開始。你的母親是否完成中學學業？現今這個世代，高的學歷是受注目的，在老人家那個年代，完成中學學業就是重要的事件了。他們之中許多人是家裡第一個完成中學教育的，這對他們來說就是值得驕傲的一件事情。

● 尋找其他和學校相關的事件。也許你的母親是班長，或是某個比賽的冠軍。中學舞會的經驗是令人記憶深刻的，也常常有相片保留在剪貼簿中，可以用來當生命故事的一部分。

● 詢問交通工具。早期的交通工具會喚起特殊的記憶，你的母親如何上學——坐公車、小客車還是走路，或者是「需要走很長的山路」？她的第一輛車是什麼？一個日間照顧中心的督導曾經告訴我們，討論「我的第一輛車」這個題目，是他們中心裡面最成功的活動之一。就算是參加者的記憶很不好，都能夠記得車子的廠牌和顏色，以及第一次爆胎的回憶。有一次在地震的時候，一個中心裡的失智者回想起了他車子的震動情形，許多年輕志工不清楚車子的震動和地震有什麼關係！

● 討論她的第一份工作。工作常是一個人最主要看待自己的方式。多數失智症的老人是在艱困的時候——大衰退時期或是第二次世界大戰——開始工作的，那個時候工時長而薪水很低。第一份工作的薪資是令人感興趣的話題，許多年輕人聽到每週的週薪只有幾塊錢，都會感到很驚訝。

● 詢問你的母親第一次的約會。這個問題通常會引發一個微笑，或者是臉紅。

成年早期

在成年時期的初期階段，主要的生活內容是教育、工作和家庭生活。列出你母親的婚姻和小孩，這些資訊可以放入家族圖中。這個家族圖裡面，包括有外甥女或是外甥或其他遠親嗎？

● 加入你母親的高等教育（如果有的話），以及描述早期工作情形或如何選擇職業。在這個時期，許多人選擇進階的教育或是開始工作。

● 不要忘記婚禮的細節。婚禮是這個時期的重點，在生活故事書中要包含婚禮的儀式，尤其是有沒有發生哪些特別的有趣事情，例如新郎拿錯戒指，或是多層的蛋糕垮掉了。婚禮的照片多數家庭都會有，是家庭故事中很重要的一部分。

● 儘可能收集關於你母親工作或職業的資料。她是護士、家庭主婦、藝術家，還是個車掌小姐？注意還可以收集到的額外資料，例如工作相關的收藏物或是材料。家庭主婦可能還保有精心製作的食譜；如果她的職業需要穿制服，那更是一個有趣的回憶。

● 可能的話，在生命故事書中加入第一間房子的照片。這個時期通常是購入第一棟房子的時候，具有很大的象徵價值，你母親可能還記得第一個月所繳交的貸款。

中年時期

要完整記錄一個人的生命故事，也許可以寫成好幾本書，但是我們只要將重點擺在主要的部分就可以了。中年時

期這個階段，可能是你的母親在職業生涯上達到高峰的時期。她退休前最後一份工作是什麼？有什麼特殊的成就嗎？同時，了解母親對於自我的認同和工作之間的關係是很重要的，她是透過她的專業方式，還是以家庭為主的方式，或是兩者都有，來認同她自己呢？

● 要留意你母親的嗜好，或喜歡的消遣。嗜好通常是在這個時期建立的，例如：打高爾夫球的人通常會花很多時間在思考、討論，甚至有時會苦惱。如果你的母親喜歡打高爾夫球，她是否曾經有過一桿進洞或是贏得比賽的經驗？你母親是否有加入聯誼社或俱樂部？

● 同時要更新家族資訊。小孩結婚了嗎？有沒有孫子？家族是否有聚會？

晚年時期

　　對許多人來說，退休提供了一個追尋嗜好或活動的機會；喜歡打橋牌的人原本只能一個月打一次橋牌，現在可以每週打三次；或是在盛產鮭魚的季節，可以每隔兩天就去釣鮭魚。對許多人來說，園藝是受歡迎的活動，在生命故事書中，應該記錄他們最喜愛花的名字，和是否有種植成功的植物，或許有一年在田裡種出了八十磅的大南瓜。

● 記錄你母親退休後曾經積極參與的活動。卡特總統的母親（莉蓮太太），在六十八歲時參加了和平部隊，如果傳記作家漏掉了這點，將會是多大的一個失誤啊！

● 你的母親是否仍保持運動的習慣？有些老年人固定去健身房運動，有些人會在戶外騎腳踏車，或是每週有固定的野

外健行活動。如果她打算退休時間只是坐在窗前看著時間流逝，你也可以寫個字條提醒她將會在搖椅上度過餘生。

● 是否有「一生渴望」的旅行或是年度度假的主題？即使對於失智者來說，特別的假期仍會產生鮮明的記憶。有什麼特殊的吸引人的地方——一個熱帶島嶼，還是一個祕境？是否留有照片，還是紀念品可以用於生命故事書？

● 注意你的母親是否有參加志工團體，不論是醫院或地區非營利組織，還是教堂或青年團體。

● 如果你的母親仍然保持著持續的閱讀習慣，需要記錄她在這時學了什麼新的技術或發展出什麼新的事業。有些退休的人利用正式或非正式的成人接續教育，在這段時間豐富自己的人生。

其他重要的內容

● 檢視你母親的文化、宗教和種族的背景，看看這些背景在她的人生中扮演什麼角色？她是猶太人嗎？是否有維持猶太傳統？英文是第二語言嗎？還是她只會講母語？是否有家族的傳統？你母親的祖父何時搬到加州的？相對的，如果她沒有宗教背景也需要注意，或許她不喜歡聽宗教音樂。

● 記錄你母親的得獎紀錄或是重要的成就。得到獎品或是獎狀對每個人都是一件重要的事情，對這件事件的記憶會比其他事還記的更久。因此，你必須注意你母親當選年度志工、年度教師，或是其他的榮耀。

● 詢問你的母親和其他家人，還有沒有很重要且需要放到生命故事書中的事情。她有什麼喜歡的，或是不喜歡的？在一家日間中心的團體中，我們發現其中一位參加者回答了

這個問題「共和黨員」，而另一位回答「民主黨員」。那一天中，我們試著對大家解釋「政治」這件事情。

可讓所書寫的生命故事更加豐富的問題

將事件中深層的意義寫出來，生命故事書會更加精采。不尋常的問題可以讓我們明白一個人對於他（她）自己人生的態度。不妨詢問朋友、家人甚至本人（如果還可以的話）。目標是了解失智者在失智症發生之前的人生價值觀，所以問題是使用過去式方式進行，但是如果可能的話，得到現在（失智症之後）的答案也很重要。

1. 失智者喜歡除夕夜怎麼過？曾經去過時代廣場參加跨年，外出跳舞，或是在家讀書？
2. 失智者有喜歡的書嗎？她喜歡推理小說、莎士比亞、《聖經》、詩歌、汽車修理手冊，還是農夫年鑑？
3. 如果失智者單獨身處在荒島中，她希望帶哪三件東西？（假設已經有食物、飲水以及遮蔽處所）
4. 失智者的書桌裡有什麼？（如果沒有書桌，可以用廚房櫥櫃和抽屜、工具箱或是倉庫來代替）。
5. 失智者怎麼看人生，是由半滿杯子的角度，還是半空杯子的角度來看呢？
6. 賺到的人生第一桶金，是存起來還是立刻用掉？

● 知道她常用的措詞。有些人有自己特別的口頭禪，例如「當然啊」或是「三個臭皮匠勝過一個諸葛亮」。這些可以增添你母親的生命故事氛圍。

● 不要忽略喜愛的食物。許多人會花很多時間來研究食物，有些人對於自己擁有特殊菜單，或是能夠煮出具有民族代表性的食物而感到驕傲。食物也可能帶給那個人許多享受和快樂。

- 記下你母親最喜愛的歌曲或是音樂。讓他們聽喜歡的音樂是很重要的，不論是巴哈、班尼・固德曼或是披頭四。
- 回想你母親最喜歡的顏色是什麼。許多失智症後期的病人會對顏色的問題仍有反應，而且喜歡周遭有她所喜歡顏色的物品，或是穿喜歡顏色的衣服。
- 注意你母親喜歡和女性還是男性交際應酬。有時候一個人會偏愛某一性別的同伴。你母親的朋友中，是男性多還是女性多？
- 記錄你母親會的特殊技能。舉例來說，即使因為阿茲海默氏症的影響，無法學習新的簡單歌曲，但是仍然能夠記得且會唱多年前的老歌。其他常見的技能包括煮飯、縫紉、繪畫以及手工藝。
- 描述你母親得到失智症以前的人格特質。這個資訊很重要，因為許多人格特質會保留下來。她是樂觀還是悲觀主義？她如何解決問題？如何處理壓力？
- 定期更新生命故事！有任何家族的發展，例如結婚、復合，或是新的孫子？最近的旅行？還是家人買了新的寵物給她？
- 特別記下任何對這個人有幫助的、成功或是快樂的回憶。在兒童時期這麼做，整個生命故事中都必須這麼做。生活故事中要提供溫暖來面對痛苦、恐懼，以及需要避開的資訊。

如何運用生命故事

　　製作生命故事是一項藝術；運用它是另一項藝術。以下是生命故事主要提供的協助。

問候他並改善認知

因為失智症的程度不同，失智者變得可能認識也可能不認識家人、熟悉的朋友、看護或是工作人員。如果不認識，在開始任何互動的時候就會變得很困難。他可能會覺得受到威脅，會變得警惕（那個和我接近的女人是誰？她是想要傷害我，還是搶劫我？）；也可能變得不好意思（我應該認識她，但是……）或是單純地不回應。

當你使用生命故事時，就可以增強認識的情形。舉例來說，在伸手助人協會的日間中心裡，照顧者會這麼說：「嗨，霍伯，農場好嗎？請進，你的好兄弟史林爾已經在這裡等你了。」

使用生命故事裡的內容，會讓人立刻放鬆。悲傷的是，有些家人必須說：「嗨，媽媽，我是你的兒子東尼。」努力去做，這是讓人感到輕鬆的舉動，並且可以補償一些失智症的失落。

將他介紹給別人

介紹有兩個目的。第一，是建立自尊和引起微笑，有時候可以在不舒適的社交環境裡，讓人感到放鬆自在。第二，被介紹給其他人認識的時候，會感覺自己是社會上有名望的人，一個值得大家認識的人。許多長期照護中心一直在爭論如何稱呼的問題，是稱呼他的姓（例如莊森先生），還是名字。作者認為應該使用名字稱呼失智者最好（因為失智者對於名字的記憶保存比較久），生命故事會提供這個人相關的重要資訊。當某個人來自南方，那裡的社會風氣比南加州要拘謹，他（她）比較喜歡使用正式的介紹方式，被稱呼為

「先生或小姐」。有些例子是以職銜來介紹，例如「法官或醫師」。記得自己的名字，常常是阿茲海默氏症過程中，最後才會喪失的認知功能。使用那個人喜歡的稱呼，或是以稱謂來稱呼他（例如某爸爸或某媽媽）。

我希望你們見一見我的朋友伊迪斯·海亦，她和我是多年的朋友，對不對，伊迪斯？她是護士，園藝家，母親和偉大的祖母。

這種介紹技巧也是長期照顧的工作人員必須熟練的，在活動中或是一天中，偶而需要將住民或是日間中心的參與者介紹給其他人認識。

追憶

也許，完成一個夠好夠完美的個人傳記，最明顯的好處就是提供大家追憶的資料。我們都喜愛分享過去的回憶和老故事，也可能會過於詳細的敘述（不免加油添醋）故事的內容。

簡單的開始

如果你不知道怎麼開始製作生命故事，可以嘗試使用迪·卡森所發明的方法：拿一張 5×7 吋的卡片，寫下一些重要的事務、看護、會來探訪的家人或是朋友，如果照顧他（她）一週以上時需要知道的重點。要如何稱呼這個人？他在哪裡出生？他的喜惡有哪些？他早上如何喝咖啡？這些事情可以幫助一個人更加親近，且更能照顧失智者。

得到阿茲海默氏症的人仍然喜歡回憶。當他（她）看著過去的家族合照時，在有提示的情況下，他仍然可以回想起一些人的名字和關係。如果想不起來，老照片仍可以用來討論過去的流行（媽媽，看看那時候女士戴的帽子），或是討論其他在照片中有趣的事情（媽媽，那個女士真的穿毛皮大衣嗎？）失智者對於他（她）父母和祖父母的記憶，通常還是很清楚的。

瑪莉・柏馬斯特喜歡回憶她受人喜愛的祖父，一個小鎮醫師。日間中心的工作人員會和她提到她的祖父，並且和她一起回憶祖父，其中不會提到太多祖父生活的細節，主要著重在他在小鎮行醫的事情。他們談到醫生必須幫人接生，醫生的黑色公事包，小鎮的人都希望醫師出診。儘可能的，工作人員都會幫忙描述她祖父的事情。「瑪莉，我記得你告訴我說他接的第一個要求出診電話，是在這個世紀交替的時候！」

童年時期的回憶，特別是和惡作劇有關的事情，都會讓人高興。對一個退休教授，可以用他小時候翹課的事來開個小玩笑，這可以帶來一些歡樂。或者是對有的人提到他把叔叔的帽子藏到煙囪裡，當點火後滿屋子都是煙才發現的事情。

瑪格麗特‧布魯貝克喜歡被提醒（或開玩笑）關於過去她玩骰子的事，她甚至教兒子吉姆如何玩。因為她總是穿著傳統正式的服裝會客，因此提到這種讓人意外的事情時，會很有樂趣。

透過這些提示來改善溝通

知道失智者的生命故事可以提供聊天的線索，進而改善彼此的溝通。舉例來說，如果失智者說「我要回家，小孩，來不及了。」熟悉這個人生命故事的照顧者，知道她是家庭主婦，過去每天晚上都會做豐盛的晚飯給家人吃。照顧者可以猜測說：「卡蘿，不用擔心，我已經為我們做好美味的晚餐了，今晚你可以放鬆一下。」

生命故事也提供線索，當需要的時候，幫助失智者說完一句話。如果你母親說：「我必須打電話給我的先生……」而無法說出人名，你可以說出人名來幫助她：「你說的是你的先生麥克嗎？」如果她一直在說兒時的事情，但是無法完整說出來，你可以運用由生命故事中了解的事情提到：「媽媽，在美麗的Walla Walla鎮長大一定很棒，生長在周圍都是漂亮的麥田和著名的甜洋蔥中，你是不是很幸運呢！」

伊芙琳‧塔伯特內心渴望和他人談話，不論何時只要有人和她談到她的工作、她的愛犬、她喜愛的舞蹈和她喜歡的散

步，都會打開話匣子。她會用手勢和身體來表達「繼續多講一點」。知道她生活故事的人發現，很容易和她聊天，不知道的人則談話很快就結束。

伊芙琳需要其他人幫忙完成多數的工作，談話時也需要有人主導。

設計適當的活動

生命故事包含許多活動的重要線索，有很大的機會可以找到失智者的興趣，或是引起正面愉快的反應。我們可以在生命故事中找到他（她）的專長。舉例來說，一個會計員得到失智症，無法再做複雜的業務，但是他（她）會喜歡幫忙計算一排數字。一個退休的圖書館員可以幫忙收集剪報和照片。家庭主婦可以幫忙做餅乾或是摺疊衣服。一個退休的鞋子銷售員，可能喜歡看鞋櫃並將鞋子擺放好。不要限制自己，會出現無限的可能性。

葛萊蒂絲在成人日間中心仍然喜愛縫紉，在志工的幫忙下，她選擇布料，適合的顏色，裁剪並將這些縫在一起。其他也喜歡縫紉的人也加入一起，於是縫紉變成葛萊蒂絲每天規則的功課。

當葛萊蒂絲將縫紉作品帶回家，家人可以高興地一起談論這個作品，她也可以為家人縫製他們一年所需的物品。這種形式的活動在許多日間照護中心都有進行，同時也可以當作一個很好的家庭活動，甚至小孩、家人或是鄰居都可以加入。

生命故事提供了「展示和講述」的想法。如果那個人做手工藝，收集郵票，繪畫，贏過保齡球獎牌，這些都可以記載在生命故事中，用來慢慢地回憶。在一間日間中心裡，收集和一起討論舊領帶，有關各種樣式、顏色、寬度或是過時流行的樣式的主題，將填滿整個下午的時間並帶來歡笑。

指出過去的成就

對失智者表達尊敬的方式之一，就是記得他過去的成就，而生命故事可以幫你做到這點。舉例來說，幾乎所有的父母都喜歡聽到孩子的好消息，我們可以提出某人的孫子得到少棒冠軍，或是恭喜他（她）的女兒得到了重要的升遷。

在西拉鳩斯大學四年的生涯中，傑克・古伯是划船隊的一員。他喜歡他人提到他擔任舵手這個重要的位置。做為舵手，他必須坐在船尾注視著船員同時給予前進的指令，帶領團隊贏得勝利是多麼地讓人激動。

傑克喜歡他人提到這個成就，它是一個重要的回憶，而照顧者也可以一再地提起這個成就。想想你所照顧的人，在他（她）的生命中，有沒有類似的成就可以運用為回憶。

成功的秘訣

如果那個人認為他（她）的生活有些錯誤，在生命故事中無論如何必須提到。我們不鼓勵大家強調這些錯誤，但是如果這些資訊是正確的，你應該要有準備去接受，有彈性地處理這些「事實」。

協助防止異樣的行為

異樣的行為通常有明確的原因，例如孫子太吵，被問到不合宜的問題，或是被催促。然而，有時候卻難以解釋，只有在生命故事中可能找到一些深層原因。

有時候在不經意的情況下，過去悲傷的回憶突然引發而出現異樣的行為。舉例來說，如果那個人曾經因為船難失去家人，可能會因為有他人拿出新船的照片而產生問題行為。失智者也許無法表達他（她）自己的情緒，而表現出激動的行為或是變得沮喪。在這個案例中，如果沒有好的生命故事，就無法解釋為什麼一個中性的討論卻造成他如此不愉快。

伯法・克菲爾德過去曾經擔任過主管的工作。他喜歡在日間中心的獨唱這個活動，直到一週前他突然在活動中變得很憤怒。當時擔任唱歌的領導者站在團體的面前，穿得很體面也唱得很好。但是他表現出些許的主導性，讓克菲爾德解讀成有人在他面前叫他做事。

當唱歌的領導者改為坐下彈奏音樂，而不是站著時，克菲爾德的憤怒就停下來了。一個簡單的處理形成巨大的反應，克菲爾德情緒變得平靜，而活動也得以繼續進行。

加入過去每天的習慣

有些人每天都有些日常的生活習慣，不論是每天早晨望彌撒，散步，或是每天下午兩點喝一杯巧克力麥芽。這些日常的生活習慣可以統整在失智症照顧中。

如果一個人喜歡在早上讀著晨報一邊喝咖啡，那就讓他

（她）繼續如此開始一天的方式。就算他（她）已經無法讀完報紙或是記住報紙的內容，單純拿著報紙及翻頁，也具有很大的象徵意義。讀報紙代表一個人受過教育，能獲得資訊而且對世界有興趣。提供他一杯咖啡代表一種社交互動，而咖啡的溫度和香氣也可以引發正向的想法。有一個家庭如此告訴我們，當他們發現了這些日常生活習慣，雖然讀報僅僅一個小時左右，這讓他們的父親每天早上感到忙碌和滿足。

南西喜愛每天在鄉間開車兜風，南西常常在下午四點鐘登上她先生弗雷德的藍色卡車，說：「讓我們出發去兜風吧，弗雷德。」

在鄉間開車，是南西和弗雷德都喜歡的活動；這可以讓南西在下午開始出現疲勞現象後，釋放焦慮。

擴大照顧網路和資源

生命故事可以提醒家人、代理機構、成人日間中心的指導者以及住民照顧機構的執行者，關於那個人過去豐富的生活經驗。在許多例子中，那個人曾經是擔任社區團體、公民團體或社交團體的志工；某些人曾經在特殊軍事單位服務，是警察、消防隊員或是交易員。

從生命故事中，可以列出一份可能提供家庭幫助或志工團體的名單，來支持服務計畫的進行。地區消防局或許可以讓退休的消防隊員搭乘沒有值勤的消防車，或是宗教團體可以安排每週的巡迴訪視。

因為日間中心的工作人員知道南西熱愛網球，他們尋找她

社交上的聯絡和可能的朋友來協助照護工作的進行。他們聯絡她網球俱樂部的同伴以及好友裘蒂，每週來中心一次。當他們在一起的時候，裘蒂協助讓南西感到舒適和安全，部分原因是因為他們有共同的故事和經驗。

範例：麗蓓嘉・萊利的生命故事

麗蓓嘉的家人編輯了她的生命故事書，這對於她在爾後參加日間照顧中心，甚至最後到肯德基州萊星頓市護理之家時的照顧，證明都有明顯的幫助。以下使用黑體字部分，是我們建議這個生命故事可以如何使用在每天的照顧工作中──照顧者可以和他談論的事情，需要小心的事情，或是可以慶祝的事情等等。你可以用這個生命故事的範例，來為你的朋友或是家人做一本生命故事書。

麗蓓嘉出生於一九二五年一月八日，父親是馬西尼，母親是艾西，她是家中最年長的孩子〔可以談論生為長女的責任〕。她也是父母親雙方家庭中第一個孫女〔一個獨特的家庭故事〕。麗蓓嘉和唯一的妹妹瑪莉，小她十八個月，自小關係很好，也一直維持親近的關係〔喜歡討論童年時期的故事〕。母親在她三歲時去世〔悲傷的來源〕，爾後她和妹妹是由祖父母撫養長大。

麗蓓嘉崇拜她的祖父母，她都是叫他們爺爺和奶奶〔討論這些名稱〕。她的祖母在一八九二年由奧地利來到美國，有一些家人還住在那裡〔討論傳統〕。

兩個小女孩夏天時，在穿過祖父母農場的小河中，快樂地抓裡面的青蛙和蝌蚪；秋天的時候，快樂地採集農場樹上掉下

來的山胡桃和胡桃〔回憶採集胡桃的過程，討論胡桃的味道和如何使用胡桃〕。祖父的農場裡有許多動物，其中有一隻可以讓她們獨自騎乘的馬。這匹馬速度很慢而且溫馴，可以安全地讓小女孩騎在牠的背上。有一天，這匹信賴的馬突然受到驚嚇，而跑得越來越快，麗蓓嘉為了生命緊緊地抓住韁繩，直到一位鄰居攔住這匹奔跑的馬，才結束這段驚恐的騎乘經歷〔造成重大影響且值得回憶的故事，可以一再重複〕。

麗蓓嘉在學校中有許多的朋友〔貼拼一些學校有關的照片〕。她喜歡和同學一起玩躲貓貓的遊戲〔麗蓓嘉喜歡遊戲，可以嘗試猜字謎遊戲〕。在一年級的時候，有一天下課後，她邀請全班的同學到家裡玩〔可以取笑她〕。這個意外的事情造成爺爺和奶奶的驚嚇。雖然那天大家都玩得很高興，她記得在事後的討論中，她學習到在打算邀請許多人來家中時，需要先得到家人的允許〔討論有關過去以及現在的紀律問題〕。

麗蓓嘉和妹妹要協助祖母一起負責清洗家中餐後的碗盤，她們常常爭論今天是輪到誰來負責清洗的工作〔回憶家事部分〕。

麗蓓嘉慢慢長大後，她時常想起媽媽。「她長的樣子如何？」「她為什麼在我很小的時候，就離開我？」她的父親再婚後有兩個男孩，山姆和厄爾。儘管祖父母是非常棒的「父母」，麗蓓嘉仍然會因為對母親的不清楚而覺得難過〔如果她表現出悲傷的時候，要記住這部分；可能是老的記憶〕。

即使非常年輕的時候，麗蓓嘉都很清楚知道自己的目標。她擁有一個明確、正向的精神，很少在回答時使用「不」這個字〔使用正向性的言語取代負向性〕，這種精神持續很久，她總是希望表現出對其他人是有幫助的〔維持有成效的〕。她總是積極地學習事物，使得她一直是一個好學生〔幾個主要的人格特質──有目標性，積極，願意幫助他人〕。她年輕時是循

道衛理聯合教會的一員，並積極參與教會贊助的愛華聯盟活動。她的宗教信仰造就她的信念，希望自己是一個能夠幫助他人的人。她時常表達她的人生目標是：當護士，擔任傳教活動，嫁一個牧師〔對她而言，宗教是非常重要的〕。

麗蓓嘉在史坦福高中時，曾經參加樂隊活動〔確定她是否仍在玩任何樂器〕。她曾經參加學校女子校隊，而且以優異的成績畢業〔恭賀她的機會〕。高中畢業後，她加入肯德基州萊星頓市的醫院接受護士訓練。當她仍是一位護生時，在醫院遇見她未來的先生，當時他是醫院中的一位病患〔一個他們如何認識的有趣故事〕。儘管那時候不允許女性在結婚後仍然留在學校擔任護生，麗蓓嘉藉著她長期以來的信念〔注意信念〕，成為醫院中第一位護生〔維持有成效的〕。

一九四五年四月二十日她嫁給喬・萊利先生，一位新任職的基督教教會牧師〔討論結婚的傳統〕，婚後隨著他的傳教過程，他們一起到過印第安納州可可摩市、北卡羅萊納州威爾森市、伊利諾州狄卡特市、肯塔基州路易士威利市、伊利諾州中央市等地方。她在教堂帶領兒童及年輕成人班，而且非常熱中於教會的各種活動。她負責教會裡國家愛心週委員會〔對於她領導能力的肯定〕，這是麗蓓嘉的特殊榮譽，這給予她一個在國家層級發揮專長的機會〔對她而言，這是一段愉快的時光〕。

住在印第安納州可可摩市時，麗蓓嘉曾經當選為年度母親和伊利諾州牧師太太協會的會長，這些對她而言都是非常特別的榮譽。她也曾經擔任多年的女童軍的領導人，因為麗蓓嘉的付出，社區也因此得到許多好處〔讚揚她對社區的付出〕。

麗蓓嘉和喬是三個小孩的父母，露辛達、喬伊達和路易士〔他們的名字可以做為對話的線索〕。露辛達和她的兒子約書亞住在華盛頓，喬伊達和威廉・巴瑞斯結婚，住在北卡羅萊納

州。路易士和她的太太喬伊，以及三個小孩，伊安、崔斯頓和格蘭特，住在田納西州。麗蓓嘉對於事情總是站在以家庭為優先的考量方式；任何事情都是以家庭為重〔提到她的家庭或家人，都會讓她感到特別或是驕傲〕。

麗蓓嘉和喬在密西根州水晶湖有一棟度假小屋，每年的夏天，全家都會去那裡度假〔是否有有老照片或是明信片，或是愉快的回憶〕。麗蓓嘉提到只要一個小時的準備，他們隨時可以出發去那裡，對於小孩來說，那是一個非常好玩的地方〔討論每個夏天小孩在湖邊的經驗〕，度假小屋距離湖邊不遠，家人常常一起在湖裡游泳和划船。家人和朋友每年都會在這裡聚集，大家常常一起在湖邊某個特定位置野餐。麗蓓嘉熱愛的活動之一是在夏天的野外早餐，餐後再去爬附近的沙丘〔可以用她總是第一個爬到頂的人來取笑她〕。

烹飪是麗蓓嘉喜歡的事情，每到一個新的地方，她都會去學習做當地的特色菜，也會很高興的和來社區的人分享食物。麗蓓嘉的兩種拿手菜是「爆米花」蛋糕和柿子布丁〔她喜歡人家問她對菜單的意見，嘗試不尋常的菜色〕。麗蓓嘉想起準備過一個五百人的宴會——是一個大工程。

麗蓓嘉後來回到斯伯丁學院進修，在一九七二年拿到護理學士，兩年後取得護理碩士學位。從此以後，她都在學校從事護理教學工作，直到一九八四年七月罹患阿茲海默氏症。在她教學生涯中，斯伯丁學院、傑佛森社區學院和中央學院都有她的教學貢獻〔可以有類似教學相關的活動〕。

在小孩長大以後，麗蓓嘉和喬曾經旅遊過許多國家，如：英國、蘇格蘭、澳大利亞、紐西蘭、以色列、約旦、俄羅斯、奧地利和一些歐洲國家。在奧地利時，他們拜訪了麗蓓嘉祖母的故居，圓了麗蓓嘉一生的夢想〔相片和回憶〕。

麗蓓嘉喜愛古典音樂，編織，縫紉，閱讀和家政，她最喜

生命故事書可以補
充一些照片作為附
錄。右側是麗蓓嘉
自童年（可以看到
他的妹妹瑪莉），
早期護士生涯，和
喬結婚，她的成年
早期，和她組織的
家庭

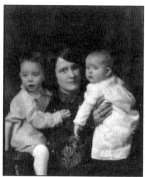

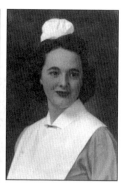

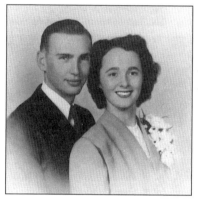

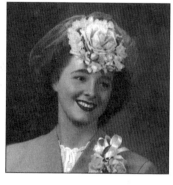

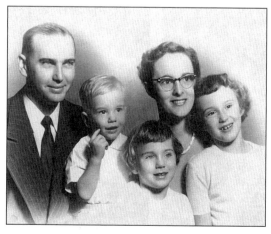

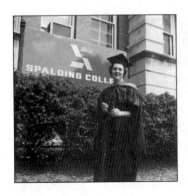

麗蓓嘉獲得護理學士。隨著失智症病程的進展，她仍然能夠藉由和小狗玩耍，和先生一起旅行得到溫暖，即使到疾病後期，需要機構的照顧，她仍然能夠帶著微笑以及溫暖的眼神。

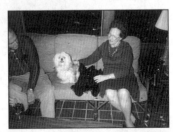

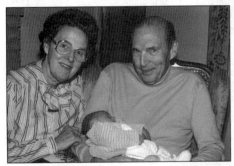

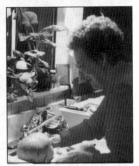

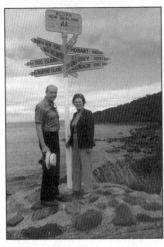

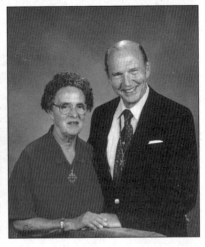

愛的音樂是〈奇異的恩典〉，她的小狗Corky是她固定的伴侶，尤其是在診斷出阿茲海默氏症以後，Corky喚醒她對於小時候的小狗Briar的思念〔都是好的活動想法〕。

當麗蓓嘉得知阿茲海默氏症的診斷以後，她希望和他人討論有關這方面的事情，她真誠和公開地與大家分享她的生病經驗，她期望儘可能幫助大家。【原註】

結語

在亞特蘭大州一間專屬失智症老人之家，負責人威廉‧史莫二世和工作人員過去會閱讀某個住民去世的訃文報導，他們從其中得到許多那些人的一生中令人驚訝或是新的事情。史莫先生提到，他曾經有一段時間會覺得憤怒或挫折，為什麼他們都遺漏了這些該知道的事情。他的工作人員宣告要和住民的家人或是朋友聯絡，來加強和擴充住民們的生活故事。

史莫先生提到，因此全部的照護品質獲得極大的改善：「我們現在會抱持著愛和悲傷來閱讀他們去世的訃文，但是不會再驚訝了。」住民的家人覺得非常感激，帶活動的工作人員

原註　看待麗蓓嘉一生的各種角色：她都是在扮演一個教師的角色。她都是盡她最大的努力去教學，直到她罹患阿茲海默氏症。麗蓓嘉也決定做一些改變，她接受許多的失智症研究，也告訴大家在罹患這個疾病後人生的改變，及如何與這個疾病生活下去。
麗蓓嘉於一九九九年八月去世，在她的悼念儀式上提到「她整個生命是貢獻給所有的學生」，這本書裡，她也象徵著勇氣和力量。

會知道媽媽的小名；護理佐理人員會詢問小孩子的名字；護士會稱讚住民所做的漂亮編織物，也會掛在她住的房間中；櫃台接待人員會說出剛才經過住民的過去成就。

　　這裡只提到一小部分這個失智症長期照護機構裡工作人員和住民之間的連結情形，他們沒有花費更多的經費，沒有受到任何規則的管制，也沒有受更多的訓練，他們只是要求工作人員花點時間做中心裡面住民們的「最好的朋友」。

好朋友備忘錄

- 儘早開始收集生命故事。
- 在收集生命故事過程中，要儘可能地讓失智者、他的家人和朋友參與。
- 如果你的家人或是朋友目前住在老人之家或是長期照護中心裡，把和工作人員分享他的生命故事當作你的目標。
- 如果你已經忙壞了，你可以準備一張 5×7 的紙片，寫下一些失智者的注意事項，即使如此小的地方，也可以幫助一個居家照顧工作人員或是鄰居協助你幾個小時的時間。

第六章

技巧

照顧失智者的基本原則

　　世界各地有些家庭、居住型照顧計畫、成人日間中心，以及在家照護等照顧阿茲海默氏症及相關失智症的地方，你可以發現失智者有傑出的表現，或是似乎有「神奇的改變」情形。這些情形包括這些特點：

● 親切的照護助理會積極面對任何情況，並且似乎總能說或是做對的事情。
● 成年的兒子可以幫忙照顧自己的母親，包括洗澡和更衣等他以前想像不到的事情。
● 丈夫用愛來照顧失智的妻子，會使用當地的地區資源，並且愉快地完成他的工作，沒有出現許多失智症照顧者常常出現的精疲力盡情形。
● 負責護理之家的活動指導員總是有持續豐富而且創新的活動想法。

　　到底掙扎的照顧者和成功的照顧者有什麼不同呢？有些人得到許多經濟的資助，形成正面的結果；一個高支持度的大家庭也是有幫助的。理論上來說，有充足的預算和充沛的志願工作者，是可以讓活動更加豐富，但是仍然有許多具備充足資源的照顧者或是機構，無法提供夠好的照顧工作；而有些只有有限資源的地方，反而可以提供適當的照顧工作。

成功的個人和機構來自於具有熟練的照顧「技巧」。技巧指的是，使用簡單或是巧思執行困難工作的能力和技術。有些人擁有與生俱來的能力，他們的人格特質以及敏銳度，使他們成為優秀的照顧者，有些人則可以藉由了解這些要素和如何使用這些要素，來培養照顧的能力。

技巧的組成要素

照顧失智者的技巧包含許多技術和能力。看過它們如何運行同時有機會做練習的話，你就可以學會這些技巧。接下來介紹這些成為好朋友的核心技巧。

技巧的要素

- 要知識廣博
- 有同理心
- 尊重失智者的基本人權
- 維持照顧的正直
- 巧妙地利用手段
- 了解得到寬恕比得到允許容易
- 運用常識
- 有技巧地溝通
- 保持樂觀
- 設定符合現實的期待
- 運用幽默
- 利用自發性
- 保持耐心
- 培養彈性
- 維持專注
- 不要有偏見
- 珍惜現在時光
- 維持自信
- 連結人生故事和提示
- 與心靈相連
- 好好照顧自己
- 預先計畫

要知識廣博

有技巧的照顧者需要盡量學習關於失智症的知識，例如新的研究結果和治療，學習照顧的要領並知道新的社區資源等。他們會參與各種會議、工作坊，訂閱新聞會訊，和其他調適中的失智者家庭交流。他們越了解和認識失智症，對於這個艱困的照顧工作的壓力就越少。

有同理心

有技巧的照顧者會想像得到失智症是什麼情形，這幫助他們了解，失智症患者的世界是如何困難和恐懼的世界。同理心也教導他們，失智者出現奇特行為的目的，是他們嘗試理解身處的世界——因為失智症所造成的混亂世界。

尊重失智者的基本人權

有技巧的照顧者認為，罹患阿茲海默氏症的患者仍然可以擁有愛心和高品質的照顧。他們會在實際可行的範圍內，儘可能付出他們的照顧；同時，也會保持病人在工作和娛樂上的活力。他們將阿茲海默氏症的權利（52頁）視為標準。

維持照顧的正直

有技巧的照顧者會依照倫理的標準對待失智者，以對病人最好的考量態度來處理問題或是做決定。當他們隱瞞某些資訊，或是依照自己的方法處理困難情況時，是出自於關心，並且以病人最好的利益為考量。例如子女第一次到成人

日間照顧中心，但是並沒有告訴母親，以給她「驚喜」，這是一種隱瞞資訊，但是這個決定是根據照顧者的正直而做出的決定。

巧妙地利用手段

有技巧的照顧者會巧妙地利用手段來處理困難的情境。他們會使用有技巧的、精湛的、老練的和合宜的計謀來處理問題。玩橋牌時常用小贏的技巧，照顧失智者也是一樣。例如有人說「想要回家」，照顧者回答「很快就可以回家」，這就是使用手段，讓他（她）聽到他們想聽的話。有些家屬對於使用謀略很掙扎，因為他們覺得在說謊騙人。只要照顧者的正直可以維持，我們認為有技巧的手段也是良好失智症照顧的一部分。

了解得到寬恕比得到允許容易

有技巧的照顧者知道有時候需要幫忙失智者做決定，他們知道得到認知功能良好人的允許不是難事，但是如果同樣要求失智者做決定，則不是恰當的方式。在失智者對照顧者做的決定生氣或不舒服時，你只需要簡單的「承擔錯誤」來維持平靜並顧及患者「面子」就好。通常患者會原諒照顧者，並且會忘記這件意外之事。

運用常識

有技巧的照顧者熟悉常識。他們不怕使用簡單答案來處理複雜的問題。一些常識的運用如：失智者出現睡眠問題

時，減少咖啡因的使用量，打一份備用鑰匙來預防鑰匙不見，幫病人戴上辨識身分的手環，對不重要的事別大驚小怪，準備患者的照片以便於失智者走失時使用。

有技巧的溝通

有技巧的照顧者會有技巧地和失智者溝通，運用失智者生活故事的資料來提示失智者，使用正向的身體語言，知道詢問或是回答問題的正確或錯誤方法。良好的溝通也包括有技巧的傾聽，最好的照顧者會盡力幫助失智者維持良好的溝通。在第七章會有更多有關溝通方面的討論。

保持樂觀

有技巧的照顧者不僅只是看到失智症，同時也記住他們生命中美好的事物。他們會因為和失智症親人相處的時間而愉悅，他們會保持對未來的希望，未來會有治癒阿茲海默氏症的方法，同時他們也把這種樂觀的想法灌輸給生病的人。

設定符合現實的期待

太高或太低的期待，會讓照顧者和失智者雙方都感到挫折。要有現實感。失智者還能做什麼？還能享受什麼？什麼樣的事情可以讓他得到成就與滿足感？什麼會導致失敗或挫折感？如何讓雙方的期待能夠達到平衡，是巧妙使用技巧的一部分。

運用幽默

有技巧的照顧者不會害怕說有趣的故事、笑話，或是在有趣的事發生時放聲大笑。就算失智者不了解笑話的意思或是感受到有趣，笑容和好心情仍具有感染力，失智者會吸收這些感覺。幽默的另一個重要元素是照顧者不害怕取笑自己，自我解嘲仍然會保有尊嚴，而且是使用很小的代價讓他（她）覺得周遭環境舒適的方式。

利用自發性

儘管失智者需要規則的作息，但是他們仍然不喜歡受嚴格的行程表限制！畢竟行程表是別人設計的，不一定是他們需要的。某天，原本照顧者計畫在花園工作，當發現有一些北美紅雀出現在枝頭時，可以被計畫外的賞鳥活動打斷原訂的計畫。有時需要隨這外在情況而做一些改變！這對於失智者和照顧者來說，都是健康的事情。

保持耐心

有技巧的照顧者了解失智者需要較長的時間來完成事情，需要較長的時間對語言或事件反應。他們也許需要耗費一小時穿衣服，但或許這是失智者可以專注且不覺得孤單的一小時；如果你無法花一小時協助失智者穿衣服，創意的方法可以使得生活更加平順（例如選擇使用魔鬼氈的衣服，或是簡單的套裝）。我們都有可能會失去耐心，但是失望和生氣只會使得事情變得更糟。

培養彈性

要成為一個失智者的照顧者，需要檢視自己是否有彈性或是可以培養彈性。有些人一直是依照嚴格的原則過生活，會按時做完事和遵守行程表。這個特質或許在許多方面有幫助，但是對照顧者而言，並不是這樣的；失智者想要依照自己的想法過生活。

維持專注

有技巧的照顧者知道專注的重要性。我們生活中充滿了讓人容易分心的事物，因此有時需要努力地協助失智者維持專心，以便提供良好的照顧。維持專注的技巧在於傾聽，同時注視失智者，並盡量將不相關的事物移開。例如，協助失智者穿衣服時，要關掉電視，讓這個時間是屬於彼此相處的時間，這時候可以一起討論穿什麼衣服或是什麼顏色的衣服。專注也包括照顧者本身，這時需要將本身關注的事或問題暫時拋開。舉例來說，若是照顧者感到焦慮，會表現在臉上或是講話的聲調上，就可能造成失智者的錯誤解讀。

不要有偏見

有技巧的照顧者對於失智者、家人、朋友以及他們自己都不會出現偏見。在照顧的過程中，壓力和勞累是一直存在的，朋友和家人不一定會在需要時出現，家人也可能會說錯話，或是表現得讓人洩氣。就算照顧者的意圖是好的，有時也會對失智者生氣或沮喪。照顧者不一定都處於最好的狀態，所以必須學會不要對自己太過於嚴苛。

珍惜現在時光

　　有技巧的照顧者知道活在當下和珍惜現在的重要性。一個愉快的午餐，花時間整理花卉，或是一場有趣的牌局，有可能很快就被遺忘了，但是在當時每一個人都是愉快的。這對阿茲海默氏症患者來說特別重要，因為罹患失智症的人不會記得過去的事情，也不會想到未來的事情——現在的時光，是他們僅有的。

維持自信

　　有技巧的照顧者在與患者互動時，會表現出自信心。為了要有自信，我們必須知道自己在做什麼，做事要有計畫，同時必須使一些事成功，讓我們覺得自己做對了。失智者常常感受到這種內在的力量，就能趕走他（她）的焦慮或是害怕。相對地，如果照顧者、家人或是專業人員在行為上表現出猶豫，失智者也會察覺到而變得不自在。

連結人生故事和提示

　　有技巧的照顧者會將人生故事融入各方面的照顧之中，提示失智者記得某些人名、地點和事物；講述熟悉的故事以及提醒失智者以前的成就。就算只使用一點點失智者的人生故事，也可以改善照顧的環境，同時促進失智者的合作。

與心靈相連

　　有技巧的照顧者會遵從自己心靈上或宗教上的需求，同

時也理解失智者即使是需要別人的協助達到這些需求，還是需要被關愛、被賞識和被了解。請看第九章，有更多這方面的討論。

好好照顧自己

有技巧的照顧者會找時間替自己維持友誼、運動和飲食；他們不會讓照顧者的角色完全取代自己原本的身分。他們會出席支持團體以得到情感上的支持和社區的聯繫，他們經由會議或是研討會學習更多有關失智症的知識。更多的部分請看第十一章。

預先計畫

有技巧的照顧者會儘早發現和使用地區資源，他們會適當地處理患者的經濟以及法律事務。這些預先計畫包括意外狀況的處裡，例如照顧者本身失能或是死亡，誰要來照顧這個失智者？主要照顧者是不能忽視這些重要議題的。

阿茲海默氏症的照顧技巧

接下來，是照顧者面對阿茲海默氏症患者時一些常見的情境。相同的情境有「有技巧的」和「無技巧的」互相比較。這些情境中有一些共通的技巧，包括傾聽、同理心、幽默、創新、有技巧的溝通以及耐心。必須記住，你所遇到的每一個患者雖然都是罹患阿茲海默氏症，仍然需要注意個別化的差異。雖然以下的例子不一定能符合所有狀況，我們希

望讀者能藉由這些例子而得到靈感,可以運用到他們自身狀
況的處理。

想要回家

即使他們已經在這棟房子居住超過二十年了,妻子目前
對於失智的丈夫想要回家的問題感到困擾。她無法想像丈夫
怎麼會在自己家裡,卻出現像是陌生人一般的感覺。他經常
說「我想要回家」。

※無技巧的處理

「這就是你的家,而且你已經住在這裡二十年了!我可以
將所有的文件給你看,你還記得我們多努力才擁有這棟房子
嗎?」

※有技巧的照顧

「告訴我更多,有關家的事。」

※祕訣

無技巧的處理是用徒勞無益的爭辯,或是用道理說服失智
者。但是,丈夫可能只注意到妻子激動的情緒和灰心的語調,
他真的認為他不在家裡,或是和他記憶中的家不太一樣,或許
他現在說的話是毫無意義的。

有技巧的照顧讓「想回家」這個情況可能代表他想回到有
意義的地方。問他更多有關家的事情,可以有更多的空間讓他
表達對於家的感覺,或是關於家的描述。也許經由這些討論,
他可以轉到其他的話題或是就感到滿意了。

感到傷心

媽媽對照顧她的媳婦說：「我今天好傷心，沒有人再愛我了。」

※無技巧的處理

「我不認為你需要對自己感到遺憾，你已經得到許多很感謝的事，你有許多家人，包括在日本的孫女，她最近就會來探視你了；在俄亥俄州的堂姊妹，還有在紐約的姊妹。你昨天還很快樂；今天試著放鬆享受一下吧。」

※有技巧的照顧

「我很難過你今天不開心，我也有同樣的感覺，但是你知道你是我的朋友，而且我很愛你。你的孫女很快就會來看你，那應該會很好玩。」

※祕訣

無技巧的反應不了解失智者的感覺，也一次給失智者太多的訊息。還有，告訴一個憂鬱的人要振作通常是沒用的。

有技巧的照顧者肯定失智者孤單的感覺——不做判斷，而是傾聽和接受。我們不需要一直「激勵」失智者，悲傷也是失智者生活的一部分。媳婦認同有類似的感受，這可以幫助失智者相信自己並不孤單，因為我們都有同樣的感受。她對愛的陳述是讓人溫暖而且鼓舞的。

洗澡的問題

當洗澡的時間到了，家人常因母親的掙扎而激怒，她堅

持已經洗過了或是用其他的藉口。最後總需要相當的奮鬥後，才能讓她完成洗澡這件事。

※無技巧的處理

「媽，如果你不去洗澡，我們只好送你去安養院。你的味道太臭了，難道你沒有一點點的自尊心了嗎？」

※有技巧的照顧

事先放好水，並對她使用冷靜的語氣說話。要求醫師開立「洗澡」的處方單。和媽媽一起淋浴或是試著用海綿擦浴的方式。

※祕訣

無技巧者不了解失智者對於洗澡的恐懼，威脅的方式只會讓事情變得更糟。有技巧者會事先準備好，並且會有創造性的嘗試。照顧者知道輕柔的觸碰也許是最好的方法。

不適當的性行為

最令照顧者不舒服的經驗之一，就是失智症對照顧者的不適當性騷擾。試想當失智症的父親對女兒性騷擾會發生什麼情形呢？

※無技巧的處理

生氣且憤慨的女兒說：「你這個骯髒的老頭！馬上住手！」

※有技巧的照顧

「爸爸，我是你的女兒瑪莉。看看這張媽媽的照片。她真的很美，不是嗎？」

※祕訣

無技巧者沒有認知失智者可能已經出現辨識能力混淆；女兒常常長得很像母親，而他則認為自己是一個年輕人。如果他誤認女兒為妻子，那他的行為似乎不算超越常軌。

上述有技巧的反應是許多敏銳處理方式之一。女兒首先簡短清楚地表明自己的身分（爸爸，我是你的女兒瑪莉），然後將母親的照片拿給父親看，她提供了進一步對於角色辨識的線索。最後，女兒用冷靜沒有偏見的方式處理事情。

同時很重要的是，有時候貼上性騷擾的標籤是不正確的。有時失智者開始脫衣服，可能只是他（她）覺得太熱的關係；有時候他（她）會脫褲子，只是要去上廁所而不是曝露。

怒氣爆發

因為記憶喪失會伴隨著混淆和挫折，所以失智者有時會對照顧者發脾氣，甚至出現攻擊行為。

※無技巧的處理

試著抓住他（她）或是抓住他的手臂

「不要對我生氣！我正要幫助你！」

※有技巧的照顧

試著找出生氣或是脾氣爆發的原因，可以嘗試離開房間，給失智者一些冷靜的時間。另外，也可以試著接受指責，這也

有幫助。：「爸爸，我很抱歉讓你不舒服，你願意接受我的道歉嗎？」

※祕訣

無技巧的方式會讓情況更加混亂，甚至讓照顧者陷入受傷的危險。照顧者必須隨時考慮到自身的安全，受到威脅時就離開房間，或是打電話尋求朋友或家人的協助。

有技巧的人能夠辨別拿捏進退的時機。有技巧的人絕不會強制失智者做他（她）們不想做的事，除非必須或是其他方法已經失效（例如將迷路的失智者帶離繁忙的街道）。當然，口語溝通失敗後，有時出現攻擊行為是一個人面對挫折的方式。

重複

即使剛吃過飯，失智者有可能會忘記或是對食物念念不忘。「什麼時候吃午餐？什麼時候吃午餐？我們一起去吃飯！」

※無技巧的處理

「要我講多少次，我們剛吃過午餐！安靜！你讓我快發瘋了！你一直重複重複再重複。」

※有技巧的照顧

「姊妹，我們很快就吃午餐了，這裡有塊水果先讓你吃。」

另一種方式

「姊妹，我們一起來放我們最愛的倫巴音樂，看誰跳舞跳得最好。你還記得我們第一次一起跳舞的事情嗎？」

※祕訣

　　無技巧的處理因為用斥責的方式，失智者產生防衛心甚至生氣而失效，對於停止這個重複行為幫助有限。

　　有技巧者的回答（很快就吃午餐）確認了失智者的問題。她提議放老式音樂並提出第一次一起跳舞的問題，是一種極好的轉移注意力方式，期望藉此打斷重複的問題行為。

開車與否的兩難

　　家屬對於最近才診斷為失智症的父親拒絕放棄開車感到苦惱。

※無技巧的處理

　　「爸，我們開車跟在你後面，你是個危險的駕駛。你已經罹患了失智症，你會撞到人的。」

※有技巧的照顧

　　（請醫師將父親的情形告知交通部門，然後通知他駕照沒通過。）

　　「爸，真不敢相信，他們取消了你的駕照。我們會再去確認，不過你不能無照駕駛！先休息幾週，等我們處理這事情。」

※祕訣

　　無技巧的處理不但無法改變事情，還會引發失智者的反抗，也可能無法改變他要開車的想法，甚至因此出現爭執。當照顧者越想要提供協助，失智者越容易出現阻抗現象。有技巧的處理讓別人當壞人——醫生、發照機關或是交通部門。也可以利用其他技巧，例如讓車子不能開或是借給別人。

你在照顧方面的技巧如何？

評估你目前擔任照顧者工作，在不同的照顧領域裡使用技巧的情形：

	有許多技巧		有技巧		沒有技巧
是有安慰和支持性的？	1	2	3	4	5
嘗試新的活動	1	2	3	4	5
以成年人的方式對待失智者	1	2	3	4	5
保持樂觀嗎？	1	2	3	4	5
使用正向的言語方式	1	2	3	4	5
是有耐心以及保持彈性嗎？	1	2	3	4	5
有使用幽默感	1	2	3	4	5
使用祝賀以及恭維的方式	1	2	3	4	5
沒有詢問他（她）無法回答的問題	1	2	3	4	5
謹慎的聆聽	1	2	3	4	5
是溫柔有愛心的嗎？	1	2	3	4	5
有運用常識	1	2	3	4	5
不會和他（她）爭論	1	2	3	4	5
保持慣常程序	1	2	3	4	5
允許失智者討論感受	1	2	3	4	5
熟知可利用的資源	1	2	3	4	5

在完成這個簡單的檢視後，不要因為有比較多的項目分數接近 5 分（沒有技巧）而不是 1 分（有許多技巧）而感到沮喪。其實，自己可以向自己宣示每週努力改進一個項目，儘可能的慢慢改善這個列表中的每一個項目。

結語

就算是有技巧的照顧者也不是每件事都一定做得恰當。

阿茲海默氏症的病程裡，總是時好時壞，一個活動或是方式對於失智者的處理可能今天有效，明天就失敗。有技巧的照顧者總是尋求好的處理方法，而且知道有技巧的處理不會讓情況惡化。技巧會幫你在面對各種狀況時處理得更好。

來看看這個明尼蘇達州的護理照顧機構的例子。這個機構的工作人員會幫忙患有失智症的住民上床睡覺。當他們走到老太太的房間，老太太表示要先幫工作人員蓋被子，自己才去睡覺。於是工作人員到一個空房間，躺在床上讓老太太蓋上被子。接著老太太才回到自己房間，由另一名工作人員幫忙她上床睡覺。這種作法讓住民回憶起家裡的溫暖，以及她幫自己小孩蓋被子的情形。這是有技巧的照顧者的處理方式。

好朋友備忘錄

· 如果技巧學不好不要沮喪，只要每天練習，技巧會越來越好。

· 不要在失智症照顧中低估常識的力量。相信你的直覺。

· 輕鬆過生活。使用正向的語言，試著找出各種情況有趣的地方。

· 失智症需要使用新方法解決事情，這讓我們面對挑戰。放開你的心胸，使用各種不同於自己過去處理事情的方法，來處理現在的事情。

第三部

進行好朋友的對待方式

第七章

聯繫

有技巧的溝通

在最近一個支持團體會議中，一個照顧者對於患有失智症的太太無視他留在冰箱門上的字條，感到沮喪。他原本希望這個方法可以在他必須外出處理事情時，提醒太太一些重要的事情，常見的留言內容有「中午別忘了吃藥」或是「不要離開家裡」。

他可能是使用上古文字來留言，為什麼這麼說？因為他太太也許讀了字條，但是無法了解那些內容；也許因為失智症產生的記憶力減退，她讀了字條後馬上又忘了；也可能根本就忘了看留言！就算使用可愛的磁鐵在冰箱門上留言來吸引注意力，卻通常是沒有用的，或是隨著時間而效果變差。

缺少溝通，不啻讓病人和照顧者之間的關係敲響了喪鐘。如果遇到美好的事情——例如新出生的孫子，主持成功的募款餐會，出版詩集——你無法和失智者分享這些經歷。丈夫和妻子可能無法共同討論事情，以及關心或是分享重要的決定；成年的小孩也不再能夠依靠父母提供有用的建議；兄弟倆也無法長時間的討論他們最愛的球隊。時間越久，溝通變得越來越難。這些都會讓照顧者的挑戰增加。

成為最好朋友的方式有許多強有力的要素，甚至可以增強我們和程度嚴重的失智者溝通。再一次，我們由一般友誼的要素中尋找靈感。好朋友之間的溝通有許多種方式，包括口語的和肢體的溝通；好朋友會盡力的溝通；好朋友會盡量達到彼此之間的了解。

失智症的人雖然會話和語言的能力變差，但是仍然存在著溝通的需求，他們期望了解他人和被他人了解。身為一個照顧者，你也同時有和失智者之間了解和被了解的渴望。

好朋友聯絡的原則

　　在阿茲海默氏症的照顧中，我們使用好朋友的付出方式，來創造出有意義的連結。以下就是作法。

記住良好溝通的基礎

　　良好溝通的原則仍然適用於失智症的照顧。溝通可以藉由好的眼神接觸，使用專一和描述性的語言，適當的音量和語調，適當的手勢以及身體語言來加強效果。必須注意不同文化的差異在溝通中扮演的角色——舉例而言，某些文化認為眼神的接觸是無禮的或不適當的。

　　另一個基礎，是在適當的時機，你必須總是在適當時機介紹自己和解釋彼此的關係。有時候，很悲哀地，你必須介紹自己給很親近但已不認識你的家人認識。當這個情況發生時，你可以說：「嗨，洛倫，我是你的姊妹，瑪莉。」你在這裡做了一個正面的互動。

非言語溝通所描繪的圖像

　　失智者特別會因照顧者的語調、臉部表情、音量和手勢而做調整。就像你對一個和你說不同語言的人說話一樣——他（她）會由這次互動中尋找線索，但並不是對你說的話作

反應。同樣地,你也可以由他(她)的肢體語言來判斷他(她)的情緒變化。

正面肢體語言的重要性

當我們需要幫忙或是迷路了要找路的時候,我們會直覺去找尋友善及容易接近的人幫忙。當你第一次接觸一個人時,你會從他臉上的微笑或皺眉來判斷是否可以詢問他。失智者的語言能力變差了,但是他(她)還是可以從你的臉部表情和肢體語言來判斷意思。他(她)可能不了解你說的話,或是不理解你的意思,但是仍然能夠明白微笑或是握手,甚至是友善的邀請或是開放的姿勢。

好朋友溝通的原則

· 記住良好溝通的基礎
· 非言語溝通所描繪的圖像
· 正面肢體語言的重要性
· 創造有助於溝通的良好環境
· 以成年人的方式對待失智者
· 維持照顧的正直
· 常常使用失智者的人生故事
· 對情感上的需求要有反應
· 記住行為所連結的訊息
· 不要逐字逐句檢視那個人
· 掌握正確的時機
· 運用重複動作來達到較好的溝通
· 不要爭執或是正面衝突

· 過濾掉煩人的訊息或是消息
· 使用正面的語言
· 溝通時發揮幽默感
· 做大部分的事

創造有助於溝通的良好環境

永遠記得由失智者的角度來考慮環境是否會影響溝通的效果。記憶喪失的人會接受各種周遭環境中的訊息，所以為了達到良好的溝通，環境必須是明亮整齊和令人愉快的。要確定環境中沒有分散注意力的東西或是噪音存在。你可以嘗試找出屋內最適合對話的房間，並且在這個房間進行溝通。

以成年人的方式對待失智者

請使用簡單但是屬於成人的用語，使用對小孩子的說話方式是不好的主意。同樣地，你也不需將講話的速度放慢，那只會讓人覺得滑稽而已。注意避免使用「我們」這個字眼，當你對失智者說：「讓我們吃藥吧！」但是只有他（她）一個人需要吃藥時，他（她）可能會困惑到底誰要吃藥；如果你說：「讓我們穿褲子吧！」失智的人可能會納悶到底是誰要穿褲子。

維持照顧的正直

不論何時，失智的人向我們提出問題，或是一起討論的時候，要儘可能誠實回答。失智者的適應能力和彈性遠超過你的想像。但是，當遇到的事實會帶來巨大的壓力，或是需要預防重大的危險發生，此時隱瞞某些訊息或是使用一些手段，在道德上是可以接受的。例如，失智者弄丟了假牙，卻因為經濟問題不願換新的（即使他有許多的儲蓄，但是他可能存有已經破產的妄想），這時你可以說：「保險會給付。」你這樣做是為了他（她）的健康和最好的利益來考量。

常常使用失智者的人生故事

即使失智者已經沒有許多記憶的存留，他們仍然可以藉由自己的人生故事來認識一些事物。使用人生故事在許多方面可以增進溝通，包括提供線索和提示以避免你做出刺激他（她）的行為。如果你的親人是住在照顧機構或是日間中心裡，知道他（她）的人生故事對於照顧的人員能否提供最佳的照顧，是非常重要的。有關人生故事的詳細內容請見第五章。

對情感上的需求要有反應

如果失智的人說出對於自己病情的關心或是感受時，你應該運用同理心以及認同他們的感受。（「對你來說，忘記事情是一件讓人難過的事情，我有時也會發生這樣的事情。」）嘗試去了解失智者難理解的言語背後所代表的情緒，也很重要，如果他（她）看起來很苦惱的樣子，你可以說：「我對於那件事很遺憾。」如果那個人似乎很開心，你可以說：「那一定很棒。」身體的觸碰和擁抱可以讓人感受到情緒上的連結，同時可以使人安心。

記住行為所連結的訊息

在疾病的早期，失智的人還是可以使用言語來表達自己的情感或問題；之後，他（她）無法使用言語明白表達，而是用行為來表露。如果他在大叫，可能表示他身體很痛或是受到感染需要醫療照顧；混亂的遊走可能表示他現在無聊；流淚可能代表寂寞以及需要與他人有更多的互動或是活動。當你停下來看和聽，失智者的行為可以傳達許多訊息。

不要逐字逐句檢視那個人

要有耐心，同時要知道失智症的病程會逐漸影響失智者的記憶和使用言語或文字的能力。舉例來說，失智的人可能會察覺自己意識清楚，但卻使用了錯誤的字眼。他（她）可能說：「將那個玻璃拿給我。」但實際上的意思是：「將那杯咖啡拿給我。」失智者可能認識你，但是無法說出你的名字。失智症會影響到大腦的語言中樞，造成用字、句子結構以及言語的功能喪失。

掌握正確的時機

掌握正確的時機是一項藝術，觀察失智者的行為特徵和習慣，總是對判斷時機有幫助。他（她）是早起的人，還是夜貓族？了解這些訊息，可以幫助你判斷哪一個時段是最好的洗澡時間，或是處理各種不同的事件。正確的判斷時機與和他對話或是聆聽過程中我們是否有耐心也有關係。如果失智的人試著敘述某件事情，就讓她（他）有足夠的時間述說，但是不要讓他（她）在字詞上掙扎太久，否則挫折感就容易產生。

運用重複動作來達到較好的溝通

重複詢問兩次，同時使用一些敘述線索，可以幫助失智的人更加明白你所說的話：「馬太舅舅，把那個耙子拿給我（用手指耙子）。馬太，請將那裡有木柄的綠色耙子拿給我（用手指耙子）。」在這個例子中，第二次重複的話多加了描述和更明確的詞彙，而不是用「耙子」或是「它」。

不要爭執或是正面衝突

要在和失智的人爭論中贏過失智者，幾乎是不可能的事情，試著用爭論和道理說服失智者，反而只會導致挫折和失敗。同樣地，正面衝突也只會造成失智者防衛心更加重而已。這是成功的照顧者重要課題之一。

過濾掉煩人的訊息或是消息

失智的人無法將聽到的訊息做分類；因此，我們要儘可能篩選掉悲傷、暴力、不祥的或是有爭議性的訊息。即使一個有圓滿結局的悲傷故事，都可能會造成失智的人過度擔憂，舉例來說，鄰居告訴他，她養的狗失蹤，但是最後還是找回來了，他的思緒可能還會停留在前面失蹤的部分。

使用正面的語言

罹患阿茲海默氏症的人仍然存在著驕傲，而且可能會對被告知要做什麼事而生氣。不論何時，對失智的人說話都要使用正面的言語。說「一起走這條路」比說「不要走那條路」來得好。記住照顧技巧的要素之一提到的同理心，一旦我們得到失智症時也不想被人指揮。

溝通時發揮幽默感

發揮幽默感是最好的溝通，這包括了連結和情緒的釋放。對失智者說有趣的故事，當他聽故事時，他會大笑，微笑和擁有快樂的心態，他的臉看起來是有活力的，他的身心

都很愉快。而且笑是有感染性的；不論笑話好不好笑，我們都應該笑。

做大部分的事

因為這個病會影響語言能力，所以在對話的時候，不要期望失智的人可以分攤一半的談話過程，你必須維持有效的溝通。有時候這很容易，有時候很困難，但是就算幾個字或是些許的努力，也可以激起他（她）剩餘的能力。一個簡單的詞彙對此有幫助，如「告訴我多一點」；你也可以複誦病人的話，或是填補對話中的空白，讓對話可以順暢地進行。

有技巧的溝通

有技巧的照顧者在溝通時是有同理心和耐心的，專注在當下，有幽默感，而且就算生活在低潮，也會試著將生活困境打開。你可以藉著使用上述的技巧，以避免談話陷入僵局。接下來，是一些技巧運用的範例。

避免爭執

一個已經罹患阿茲海默氏症的人認為自己今天有個聚會，事實上這個聚會時間已經過去了。

失智者：他很慎重地對他太太說：「我最好趕快穿衣服，我今天有扶輪社的聚會。」

照顧者：「親愛的，我認為本週的聚會你已經參加過了。

讓我們一起來看看日曆，看這裡，你昨天已經去過了。因為這個週一是假日，我自己都弄錯日子了。」

可能會有一股衝動想對他說：「你怎麼了？你怎麼不試著專注一點。你知道那是昨天的午餐，你已經去過了，要到下星期才有下一次的聚會。」去和他（她）爭執或是試圖逼迫他做得更好，其實並不是個好主意。像上述例子中的妻子，有時勇於接受責難會比較好。她沒有對這個事件過度反應，而是表示自己也弄糊塗了。他們一起看日曆，她溫柔地提醒他正確的日子，並且適度地緩和了他的擔憂。再一次的提醒，你不可能在爭執上贏過失智症的人。

清楚明確的指令

　　照顧者：〔眼睛要注視失智者〕「蘭斯，快過來。不要讓這個好喝的雞湯冷掉了。」
　　失智者：「哪裡？」
　　照顧者：〔使用手勢來表達邀請，並用愉快的語調〕「和我一起坐在餐廳裡。來，坐在棕色的椅子上。〔輕拍著椅子並且帶著微笑〕快來，不要讓雞湯冷掉了。」
　　失智者：「湯，聽起來不錯。」
　　照顧者：〔當蘭斯坐下〕「我很高興你坐在我的身旁。」

　　注意這個照顧者使用簡短直接的句子。她叫她先生的名字，重複重要的敘述，而且使用手勢和有效的肢體語言。同時，她也加強地提到餐廳和棕色的椅子，而且對藍斯開玩笑說好喝的湯在等他。

把開玩笑當作工具

不要害怕讓對話變得輕鬆，包括可以開玩笑和講一些笑話。談話可以用互相體諒的善意玩笑對話方式。

當用字是正面且明亮，語調幽默和友善的肢體語言時，失智者會感到被接受而融入會談中。過去的家庭故事可以用來取笑人，例如：

「我簡直不敢相信你將叔叔的帽子放在煙囪裡，當柴火點著時大量的濃煙跑出來！」或是「你真的在萬聖節時把山羊放在行政大樓的屋頂？」

互相體諒的談話是自然而簡單的，就像「看看我們今天穿著相同的衣服。」等待回應，而通常他會回應我們穿的衣服很像。這個話題就可以持續下去「你穿粉紅色的衣服，而我也是。我們都穿『粉紅色』的衣服。」（因為這種「表示一切都很好」老掉牙的說法而笑）等一下反應。通常病人都可以對這種簡單的「互相體諒」的談話方式有所反應。

處理母親的控訴

失智者：〔生氣的樣子〕「你拿走了我的錢包！我的錢在哪裡？」

照顧者：〔維持一段距離，用冷靜的語氣說話，雙眼直視母親〕「媽，我是你的兒子，傑夫，你真會開玩笑。〔微笑〕讓我幫你找。我敢說我們一起找的話，很快就會找到錢包了。」

失智者：「傑夫，有人拿走了我的錢包。」

照顧者：「媽，告訴我有關於錢包的事。」

失智者：「那是我的錢包。」

照顧者：「我記得你今天外出時，拿了一個紅色的錢包。是那個紅色的錢包嗎？」

失智者：「是的。」

照顧者：「它在這，媽。因為安全關係，我把它放在抽屜裡面。很抱歉讓你著急。我下次會注意。」

失智者：「好吧，下次不要再碰它。」

傑夫處理這個狀況的方法很好，一開始他保持一點距離，讓母親減輕壓力。他先介紹自己，然後用開玩笑的方式，試著分散一點媽媽的注意力。接著說，他替她保管了錢包，他使用承擔媽媽責備的技巧，來處理這個困難的狀況，也同時讓媽媽保留了「面子」。

試著多了解難懂的字

失智者：〔看起來很激動〕「外面，冷。」

照顧者：〔研究他的兄弟的臉，看到憂慮〕「葛列格，發生什麼事了？」

失智者：「冷，吵，冷。」

照顧者：「外面天氣很冷。讓我們檢查門。你可以幫我去看一看嗎？〔握住葛列格的手，慢慢地引導他到玻璃門前〕外面很冷！告訴我，你看到什麼？」

失智者：「琳達，那邊很吵。」

照顧者：「噢，你看到外面那隻貓嗎？牠怎麼跑出去的？我們要讓牠進來嗎？牠在找溫暖的地方坐。我想牠最喜歡你，葛列格。讓我們叫牠進來坐在暖爐旁。」

琳達藉由耐心和關心兄弟的憂慮，展現出有效的溝通，並且拼湊所有的線索，發現貓在冷天時跑到屋外。藉由觀察葛列格的肢體語言（他的面部表情和步調），知道出現問題了，這時她適當地反應問道「發生什麼事了？」在這個例子中，她也可以猜出葛列格說的「吵」指的是小貓的「喵喵」叫聲。有時謎題是可以解開的，但有時則無法解決。

鼓勵前往廁所

> **照顧者：**〔正要離開餐廳〕「爸，你需要去廁所嗎？」
>
> **失智者：**「不要。」
>
> **照顧者：**〔小聲地對他說〕「在我們回家前，先去廁所。」
>
> **失智者：**「我不需要。」
>
> **照顧者：**「好吧，我們回家。〔拍拍父親的肩膀，微笑，並且手勢指向前門；當走過廁所時說〕爸，讓我們一起去一下廁所，回家的路很遠，我需要上廁所。」〔成功引導他到廁所〕

　　有失智症的人對於他們不了解的問題，或是如同這個例子，當不知道廁所在哪裡，通常都會回答「不」。這個兒子使用不會造成他困窘以及不把他當成小孩的技巧來處理（他低聲重複他的問題）。他不使用爭執的方式，而是帶領他前往，並且再次和善地誘導，他說：「讓我們一起去。」他有技巧地將「不」轉成「好」。

處理失落

> **失智者：**〔瑪麗亞正在尋找已經過世兩年的丈夫〕「曼

紐，你在哪？曼紐。」

照顧者：「媽，我知道你想念爸爸。來我這。讓我們喝杯茶來聊聊關於爸爸的事。」

瑪麗亞和她的先生很親密，而她不時地會尋找他。女兒知道提起父親的死亡，會讓母親傷心。她雖然忘記這件事情，但是悲傷和悲慟仍然持續。女兒沒有去否認母親的感覺，（我知道你想念爸爸）並且邀請她一起聊聊父親的事。

在失智症的早期階段，瑪利亞可能還能夠了解。想到曼紐時，她知道他已經去世。隨著疾病的進展，照顧者必須做最佳的判斷是否應該告知事實，告知事實的結果有助於療癒傷痛，還是造成混淆或過度悲傷。

結語

我們知道的一位照顧者認為，和失智症的母親最好的溝通時機之一，是在吃飯時間練習「好朋友方式」的溝通技巧。他搬回家來幫忙年邁的父親照顧失智症的母親，他建立了「新的家庭傳統」而且很成功。關於照顧媽媽的部分，他採取下列的方式：

● 鼓勵她幫忙排餐具或是調製冰茶。這讓她感到有價值，而且兒子和父親有機會可以讚美鼓勵。
● 問她一些開放式的問句，例如「今天的烤牛肉如何？嘗起來如何？」
● 他使用食物當成回憶的話題
　「你記得第一次吃馬鈴薯泥是什麼時候？」「外婆的廚藝很

好嗎？」或是「我記得媽媽和爸爸曾經告訴我，你們以前在黃石公園露營時，有一隻熊吃掉了所有的食物。」

● 他也會利用母親的生活故事。他知道母親家裡有果園，因此他會問「媽，這些蘋果如何？我敢說，在華盛頓家的農場裡你種的蘋果比較好吃。」「什麼時候是摘蘋果最好的時間？」「你種的蘋果曾經長蟲嗎？」

● 兒子在這時候使用確定的字句，如「媽，很高興和你一起吃午餐。你今天穿得很漂亮。紫色很適合你。」

記住，感人的溝通有時還是可以改善病人的失落感。

好朋友備忘錄

· 大多數人內心都有溝通的需求。

· 藉由家庭經驗、傳統和生活故事來促進會談的進行。

· 失智者無法順利使用語言表達自己的意思時，他會使用臉部表情、肢體語言和行為來表達。

· 行動比言語更加有力。確定的手勢、微笑或是一個擁抱，可以對失智者強烈表達出一切都很好的訊息。

第八章

在一起

處理和評價各種的活動

多數人從事一些有樂趣的活動——有人從事各類的運動、園藝、看電影、和他人約會或是和家人相處。對多數的人而言，工作也同樣很重要；他們從工作中的成功和與同事相處的社會活動中，得到自我的價值感。可能你是一位農夫、律師、業務員、老師、社團總理，參加婦女聯誼會或是教堂讀經班，收集經典車愛好者，甚至是名人粉絲俱樂部的會員。工作和活動提供大家自我認同、溝通和自信的感受。

令人難過的是，罹患阿茲海默氏症或是其他類型失智症的人開始喪失了發起或是參與他（她）之前喜愛活動的能力。原本充滿活力的人現在變得孤立，是一件非常痛苦的事情；對於照顧者來說，要將每天的時間填滿，有時是一件讓人很掙扎的事情，尤其是知道失智的人開始覺得無聊時，就容易出現異常的行為。同時，照顧者本身也需要維持自身的興趣和活動，然而每天忙於花時間協助失智症的人安排活動，還要考慮到自己是有困難的。如果照顧者能在照顧時段中，享受「好朋友的對待」方式的樂趣，失智者也可以感受到樂趣、興奮和滿足感。好朋友的處理活動方式，能在失智的人需求和你自己的需求之間達到平衡。

好朋友對活動的處理

身為一個具有活動技巧的好朋友（照顧者），活動提供了和失智者之間產生有意義互動的平台。這些技巧包括：

活動的意義不在於做的結果，是在於做的過程

活動的過程總是比最後的結果重要。如果在一個折疊浴巾的活動中，一直伴隨著微笑、對話、友善的閒聊、討論布料的材質和花色，以及完成工作的讚美，那浴巾是否摺疊得整齊，就變得一點都不重要。

活動必須個人化，同時取材於過去的興趣和能力

在安排活動時，需要考慮個人的生活故事。舉例來說，過去喜歡玩撲克牌或是橋牌的人，現在可能無法再玩這些複雜的活動，但是可以從較簡單的遊戲，如洗牌，找出遺失的一張牌，或只是看其他人玩牌，而得到樂趣。

活動本質必須是符合成人的性質

小孩子的活動會造成挫折，甚至是生氣。失智的人可以感覺到活動是貶低身分的，或只是讓他忙碌而已。有些失智症的人可能對娃娃或是小孩子的玩具有興趣，但是不能以此當作藉口，整天都安排一樣程度的活動。

活動必須能喚回他（她）過去的工作感受

許多阿茲海默氏症的人喜愛從事和過去工作經驗有關的活動，因為過去的生活歷程中工作占去很大一部分。農夫可能對種植仍有興趣，藝術家或許想繼續繪畫，家庭主婦可能喜歡有組織的工作或是討論罐頭水果和蔬菜。

活動要能刺激五種感官的感覺

雖然有些感官的感覺隨著年紀會有減弱的現象，但是有些感覺仍然保持很強的狀態。我們相信大多數成功的活動會刺激超過一種以上的感官的感覺。舉例，園藝可以觸碰潮濕的土壤，聞到不同的花香，聽到腳踩過落葉的聲音，品嘗到樹上的果子或是藤蔓上的番茄，以及觀賞到各種不同鮮豔顏色的植物。

沒有事做，本身就是在做事

即使好朋友也會有一起享受安靜的時刻，就算只是坐在起居室裡聽音樂，或是從落地窗看著外面的世界。有時失智的人只要有出現，或只是看著其他人工作就很滿足了。依據他（她）失智症的嚴重程度，失智者可能只是想要單獨的享受一個人的時間。

活動必須考慮到仍保存的身體狀況

許多阿茲海默氏症的患者仍保持有很好的身體狀況。照顧者應該將這個因素納入活動的規劃中，例如安排散步，需

要體力的雜物工作，或是其他種類的身體活動。許多失智症的老人仍有很好的手眼協調功能，這樣就可以安排許多有趣的活動，如接球，打高爾夫球，甚至於是和孫子玩籃球等。

活動必須由其他人先開始

阿茲海默氏症的人緩慢的喪失開始一個活動的能力。如果失智者不知道如何開始活動，多數精心策畫的活動都會失敗。在鼓勵和協助下，一位退休的祕書還是可以從拼字遊戲紙拼出需要的字，或是從文件歸檔中得到樂趣，她可能也會志願協助失智症協會折疊信紙或是寄發新聞通訊。一個退休的畫家會由繪畫中得到樂趣，只是過程中可能需要他人幫忙將畫筆握在手上，或是教導如何在油畫布上畫畫。

必須是自願參與活動

沒有人該被強迫做違反自己意願的事情，尤其是參與活動。多數失智症的人不喜歡做他們不喜歡的，或是不能讓他們得到滿足的事情。有些照顧者發現，只要在他們面前先開始做某一些事情，失智症的人就會感到興趣，並接手開心地做一段時間。

世代間類型的活動特別需要

世代間類型的活動通常會獲得極大的成功。兩代都會從中獲得好處：多數（但不是全部）失智症的人喜歡幫助年輕人完成工作或是完成計畫，年輕人也可以享受到關心。

尋找驚喜

計畫活動時，可以從以下範圍尋找是否有驚喜：
· 音樂
· 回憶
· 創造性藝術
· 世代間的經驗
· 社會的美德
· 身體上的活動和運動
· 老技巧
· 老生常談
· 眼手協調活動
· 儀式：宗教和世俗的

你認為不可能的活動，有時會成功

　　許多家庭成員常常對於活動的想法會回應說「父母不會做這些活動」。同樣地，在日間中心和機構的工作人員對於不會成功的活動，也大多不願意嘗試。當我們開始在成人照顧中心工作時，也會計畫較保守的設計活動，但很快地我們發現到，失智症的人會出現讓人驚訝的結果。預期問題然後嘗試新的事物是好的。

個人生活照顧也是活動

　　家人必須認知到有些困難的日常個人照顧工作，只要有技巧的處理就會變簡單了。在洗澡或是穿衣服時，照顧者只要多分出一些時間談談過去的時光，聞聞香皂的香味，或是說一個笑話。這些動作會讓失智者放鬆下來，照顧者也比較容易完成工作。

活動可以很短

通常失智者的專注力在過長的活動中是難以維持的。就算是很短的活動，只要常常重複，也可以填滿一天的時間。有的照顧者讓父親一整天閱讀短詩，另一個是讓母親清掃廚房地板。就算這些活動只有一、兩分鐘，照顧者也可以在一整天中有效地運用。

到處都可以活動

有技巧的話，隨時隨地都可以延伸出有趣的活動。簡單的握手可以延伸出討論指甲油、手套、掌紋、戒指、結婚紀念日等的問題。茶壺也可以欣賞它的外觀；接著可以討論泡茶、茶葉的形狀、不同的香味、波士頓茶葉事件等等。

活動的指引

· 活動的意義不在於做的結果，是在於做的過程。
· 活動必須個人化，同時取材於過去的興趣和能力。
· 活動本質必須是符合成人的性質
· 活動必須能喚回他（她）過去的工作感受
· 活動要能刺激五種感官的感覺
· 沒有事做，本身就是在做事
· 活動必須考慮到仍保存的身體狀況
· 活動必須由其他人先開始
· 必須是自願參與活動
· 世代間類型的活動特別需要
· 你認為不可能的活動，有時會成功。
· 個人生活照顧也是活動
· 活動可以很短
· 到處都可以活動

活動的目的

在期望將失智者的時間填滿時，很容易就忘記設計有目的的活動，或是人們喜歡從事各式各樣符合自己期望的目的和需要的活動。想要填滿失智的人一天的時間，必須記得以下的目的。

有成效或是有貢獻的

我們多數都期望自己的生活和別人的不同。或許我們在工作上表現得很好，或許我們志願參加慈善團體，或許我們是很好的父母或朋友。失智症的人仍然想要幫助他人，或是感覺自己是屬於世界的一部分，活動可以幫助記憶喪失的人感受自己是有能力和有用的，因此得到滿足。

經歷成功

活動可以達到或大或小的成功。許多小孩因為收集某個模型而感到驕傲；一對夫婦一起整理花園，會因此對成果感到驕傲並享受鄰居的讚美。阿茲海默氏症的人面臨到很多東西的失去，活動可以幫助他們重建和找到新的成功。

玩樂

許多人的一生是在認真工作中度過，活動可以讓他們得到放鬆和尋找到樂趣。失智症的人仍有能力享受玩樂。他們仍可以享受取笑、講笑話和專注在一些活動中，例如放風箏。

和人群在一起

人們加入活動是為了可以和朋友在一起，可以遇見不認識的人，成為俱樂部會員或者只是簡單地想成為社會中的一份子。舉例來說，加入街上的慶典活動，可以因色彩繽紛的衣服而高興，可以享受食物的香味，以及悅耳的音樂。即使失智症的人通常在較小的團體感覺比較舒服，他們仍然需要歸屬感。

建立技能

我們參與社會的活動，嘗試將事情做好，鍛練原有的技能，或是發展出新的技能。阿茲海默氏症的人可能不需要發展新的技能，但是活動可以幫助他們重建原有的技能，複習和保持還存在的技能。

有控制感

我們都希望一部分的生活可以在自己的控制中，適當的活動可以幫助人們建立對於自己有能力和對自己負責的感受。失智症的人可以從這種感覺中得到好處，舉例來說，某些家庭會讓那個人來參加一些簡單的經濟活動，例如檢查支票是否已經簽名了。

感到平安和安全

我們都需要平安和安全感。如果你住在危險的地區，害怕失去工作，煩惱金錢的問題，這些擔憂會造成壓力和緊

張。失智症的人隨時都有對於安全感的急迫需求。活動可以喚起他（她）過去好時光的溫暖感受，並且讓失智者肯定所有的事都沒有問題。

滿足宗教或是精神上的需求

儘管不是每個人都有宗教信仰，但是我們相信每個人都擁有自己的精神生活。失智症的人仍然會有宗教或精神上的需求，可以藉由出席宗教活動，禱告，寫詩，藝術創作，森林中散步或是對別人展現同情心來得到滿足。

經歷成長和學習

許多人參與活動是為了學習某一種特別的技藝或是人生得到成長，阿茲海默氏症的人或許無法學習新的資訊，但是仍然可以享受有趣新鮮的事物，滿足和喜悅會隨著參與學習而來。

成功的阿茲海默氏症照顧活動

考慮阿茲海默氏症的人的活動時，要先考慮你自己是否喜歡做，為什麼喜歡做──或許這些需要也和失智者是一樣的。以下是我們曾經執行過的一些成功活動，請將這些活動當作你自己創造活動的跳板，當然需要儘可能考慮到個別需求。下列的活動可以在任何地方，任何時候，使用少量的器材和金錢來達成。活動真的是隨時隨地都可以進行。

執行個人日常照顧

試著將某些令人卻步的個人日常生活工作轉變成活動：

● 穿衣服可以變成服裝秀
● 刷牙可以變成嘗試新牙膏的口味
● 梳洗頭髮可以變成是安靜的獨唱會
● 上廁所可以是提供額外保證的時間
● 修指甲也可以是稱讚的時間
● 吃飯可以是詢問意見的時間

將沐浴當成活動

對許多照顧者來說，洗澡常是一種「雙人摔角」而不是有趣的活動。這是照顧者每天會面對且很掙扎的事情。脫光衣服會讓人害羞或是恐懼，失智者可能害怕跌倒，或者只是因為通風裝置而感到寒冷或不適。以下是一些讓洗澡成為成功的活動的建議。

・想想看是誰從洗澡中獲益？是那個人真的需要，還是只是時間到了的例行公事呢？
・為洗澡找個理由。是不是有訪客來？還是你們有活動要參加？
・洗澡時，誰是最讓那個人感到舒服？配偶、兒子、女兒？或是看護？
・哪一個用詞對於那個人比較熟悉？洗澡？淋浴？洗乾淨？清洗？
・那個人喜歡什麼時候洗澡？早上還是傍晚？
・浴室是否溫暖舒適？
・那個人是否重視隱私？是否會因為脫光衣服而猶豫？是否可以，讓那個人部分穿著些衣物？
・那個人喜歡浴缸、淋浴，還是海綿擦浴？不一定需要浴缸或是淋浴才能洗乾淨。
・那個人是否害怕水或是浸濕？

- 那個人是否想用什麼方式幫忙呢？是否想自己洗臉，或是幫忙拿浴衣？
- 你是否具有彈性？是否考慮使用沒有潤絲精的沐浴精，或是分為幾天來完成洗澡。你可以在浴室以外的地方洗澡嗎？你可以和他（她）一起洗澡嗎（你可以脫光衣服或是穿泳衣）？
- 考慮使用音樂、回憶或是好吃的小點來分散洗澡時的注意力。
- 有考慮過洗澡完後，是否安排一些特別活動，例如喝茶、小餅乾或是兜風？

日常工作

幫助阿茲海默氏症的人從日常例行工作中，獲得和過去正常工作一樣的滿足感：

- 園藝活動可以是有趣的家族活動
- 將餐桌擦乾淨可以讓人覺得有用
- 摺疊衣服可以訓練手眼協調
- 擦乾盤子可以喚起以前的家庭回憶
- 清掃落葉是很好的運動
- 分類舊領帶可以喚起計算的技能

和寵物相處

如果那個人喜歡的話，讓他和友善的家庭或是鄰居的動物或寵物相處。

- 欣賞鳥兒歌唱，是一場即興的音樂會
- 幫狗梳理毛髮，是體會無條件的愛、施與受的機會

- 將貓咪放在膝上，讓人享受貓咪愉快的叫聲
- 在公園餵食鴨子，享受放鬆有陽光的午後
- 飼養熱帶魚，讓人享受各種色彩
- 讓他（她）負責照顧寵物，可以讓他（她）感受到被需要以及建立他（她）的自信心

使用音樂的魔力

　　音樂是阿茲海默氏症的一種語言。例如，歌詞比一個人的語言對話能力還保留得更久。

- 出席教堂的唱詩班是穿漂亮衣服的好機會。
- 手指輕敲或是用腳打拍子可以提供病人運動的機會。
- 臉頰貼臉頰的跳舞是很浪漫的。
- 舉辦吹口哨比賽會讓人開心。
- 播放節奏性的音樂讓人降低焦慮。

回想

　　鼓勵回憶；它滿足了一個人回憶過去的基本需求。

- 香水的香味會讓人回憶學校的舞會。
- 重新閱讀1950年代生活雜誌的廚房用具廣告，會很有趣。
- 重拾舊的家庭工具，例如洗衣板、削蘋果器，或是鐵熨斗，可以引出比較過去和現在的議題。
- 參觀舊的農具，可以讓人回憶農村生活。
- 按按老汽車的喇叭，可以回憶第一次約會。
- 比較新的和舊的嬰兒服可以帶來歡笑。

記住老諺語、老生常談和押韻的文字

當眾朗讀老諺語、老生常談和押韻的文字會是一個快樂的來源。

● 使用老諺語的字卡來做填空遊戲，如「需求為＿＿之母」。
● 使用相同韻腳的字，可以吸引擔憂或焦慮的人的注意力。
● 使用老諺語來開玩笑，可以讓人完成某些事：「兩鳥在林不如一鳥在手」。
● 分享經典的詩可以是享受閱讀樂趣的機會，那個人也會回憶並朗讀這些詩，給你帶來驚喜。
● 使用和動物相關的詞，如「和鵝一樣鬆」「和松鴉一樣光溜溜」等，即使嚴肅的人都可能被逗笑。
● 大聲朗讀幼兒詩詞，可以讓他（她）「教導」小孩子新的事物。

玩文字遊戲

經由填字遊戲可以回憶起很久前學過的單字。這個活動可以在團體聚會或是小型家庭聚會中進行。

● 講出相反的字，像是上和下，頂和底，左和右，可以輕鬆地在醫院的候診室，或是旅遊中，或是其他有壓力的情形下進行。
● 注意聽，詞句中有顏色的字，如紅海、紅的天、紅旗、紅的手、紅頭，可以幫助失智症的人加入團體活動。
● 幫忙寫慰問卡可以滿足幫助他人的需要
● 使用拼字遊戲來拼出那個人過去重要的字，來彰顯那個人

榮耀的生活故事或是提及過去的成就。

● 說出各州的首府是一個愉快的記憶遊戲。

● 益智問答猜題可以是全家參與的活動。

和小孩一起活動

記住，小孩子特別能對失智症的人表達愛和接受，世代間的活動可以帶來許多歡樂，而且也可以讓他們覺得在幫忙或是教育年輕人。

● 一起製作萬聖節面具，可以讓兩個人融入在單一的藝術計畫中。

● 大聲地向對方朗讀故事，是練習讚美的機會。

● 一起散步，可以提供運動和採摘野花的機會。

● 享受一般的生日宴會：吹蠟燭，交換禮物，唱生日快樂歌，吃生日蛋糕可以帶來歡笑。

● 和小孩子一起，一個成人比較能接受玩小孩子的遊戲或是簡單的拼圖。

● 接受小孩子的擁抱和親吻讓人感受到愛

社區活動的構想

開車兜風	拜訪朋友
坐在公園的長椅上	參觀動物園
出席教會活動	參觀博物館的展覽
去最喜歡的冰淇淋店	在鄰近的游泳池游泳
在車庫的車道上練習高爾夫球	一起出任務
逛逛農人的市集	出席孫女的足球比賽
逛逛跳蚤市場	一同去上課
逛逛購物中心	認識其他阿茲海默氏症的家屬

享受安靜時刻

設計安靜的時間，來觀察或體驗世界的轉動。這種安靜的時刻可以使失智者冷靜下來，並且讓照顧者休息喘口氣。

● 在圖書館閱覽新的雜誌，在這種安靜、好學的氣氛下，可以讓他冷靜下來
● 開始建立每天「喝下午茶」的新傳統
● 計畫每天散步，可以讓他專注在一件事上，同時照顧者也可以享受一下。
● 開車到鄉間小路是接觸戶外的機會
● 觀察蜜蜂採蜜，讓人可以接觸大自然。
● 安靜地坐在教堂裡讓人感到安心

安排精神上的活動

為那個接受照顧的人安排宗教或是精神背景有關的慶祝活動。

● 大聲朗讀《聖經》或是其他宗教的文章讓人安心
● 慶祝與宗教相關的節日讓人不會感到和世界脫節
● 讓那個人幫忙地區慈善活動，讓他（她）感覺到對其他人的熱情
● 持續參加宗教服務讓人覺得有價值
● 觀賞美麗的日出讓人提升心情以及覺得和世界合而為一
● 欣賞名畫的書或是參觀博物館可以觸動人心

重建過去的技能

　　將那個人過去的技能做特別註記，並鼓勵他（她）儘可能持續使用這些技能。

- 雕刻可以幫助人覺得有生產力
- 朗誦蓋茲堡演講辭或是其他有紀念性的演講或是詩，可以創造一個成功的時刻。
- （和小孩）玩彈珠，給玩樂一個理由。
- 將玉米心雕刻成笛子，可以成為說老故事的好時機。
- 油炸綠番茄或是其他特殊的食物可以慶祝一個人的傳統
- 打陀螺是一項容易教導的老技能

使用創造性的藝術或是手工藝

　　許多藝術或是手工藝讓那個人有機會可以利用還保存的力氣或是能力。

- 畫出過去兒時的記憶，例如房子和學校可以讓人感到安全。
- 在特大號的藝術書中收集相似的畫，讓人覺得自己是能幹的。
- 用黏土雕塑出動物造型，可以刺激感官。
- 用一時興起撿來的東西（松果、樹葉、羽毛）組合成一輛車，可以喚起過去的藝術技巧。
- 使用乾的丁香花苞覆蓋在柳橙上當禮物，是一種富含感覺的經驗。
- 替假日聚會設計裝飾物，讓人融入團體。

結語

　　本章的各項活動只是個起頭，當然還有其他許多不需要材料或金錢，或是一時興起的活動。許多傳統的資源或是活動失敗，是因為他們只注重在活動的方法，而不是活動的過程。記住成為好朋友活動的祕訣之一，就是你做什麼不重要，重要的是做的過程。

　　有一個照顧者在支持團體分享了一個很好例子。他有一個習慣，每週六當他逛完地區市場後會送母親一束花，每次當他帶花去母親住的輔助型居住公寓時，她都會開心微笑。有一天，他晚到市場，以前購買的包裝花束已經賣完了，於是他買了三束不同種沒包裝過的花。他到母親的公寓後，向她道歉並幫忙她佈置這些花，他發現當他們討論該用什麼花瓶，或是這些花的香氣和顏色相關的問題，一個小時的時間很快就過去了。

　　他了解到之前買包好的花束是個錯誤，如果帶來的是需要修剪、處理和佈置的花，他和母親可以一起做這件事。她

依然會微笑，只是原因不同；她依然可以享受花而且多了佈置的樂趣。

在那天晚一點要離開時，他可以稱讚母親：「媽媽，沒人比你做得更好，你的花布置得很漂亮！花很漂亮而你也是。」

好朋友備忘錄

- 最好的活動是讓人喜歡並且覺得有意義。
- 活動不一定時間要長，或是要先計畫好。也可以是自發的或只是短短幾分鐘的活動。
- 考慮將個人的日常生活照顧當作是一個活動，通常比較容易成功。
- 用活動來評估一個日間中心或是照顧計畫是好辦法。如果你需要照顧，你是否會喜歡這些活動？你的家人喜歡嗎？

第九章

內在世界

精神之旅和宗教

許多家屬在家人罹患了失智症時，常常詢問他們的心靈或是宗教信念受到影響的程度。當他無法記住《聖經》的章節、禱告文以及其他傳統和儀式，他是否仍是虔誠的？當她變得較常在家裡，她在精神上是否仍能和自然相連？我們相信答案是肯定的。

詹姆士‧赫勒威博士擁有耶魯大學的哲學博士學位，最近有人問他如何定義精神，他無法像過去一樣給予正式而學術的答案，因為他罹患了失智症。但是他仍會很快回答：「那真的是個很難的問題。我可以告訴你，它不像是多數人所想的那樣，也不是很遙遠的東西，它是讓我們前進的動力。」

我們特別喜愛他最後的描述「它是讓我們前進的動力」。食物可以讓我們免於飢餓，房屋在黑夜中給我們帶來溫暖，這些是生活必需品，因此它是我們對於生命的意義、位置和目標的尋求，也是我們身為人類的定義。許多人有正式的宗教信仰，以及和精神上相連結的實踐；有些人用各種不同的方法滿足精神上的需求，例如視覺藝術、音樂或是自然。

就如同需要幫忙穿衣服，失智症的人也需要協助滿足他基本心靈上的需求。如果沒人幫忙，失智症的人無法自己前往參加彌撒。一個熱愛戶外活動的人，現在患有失智症而住在安養中心的三樓，無法享受沐浴在陽光中，或是欣賞鳥兒

的歌唱；一個藝術家可能也無法再自己拿起畫筆來畫畫。

失智症照顧的先驅湯姆・基特伍德教授指出，照顧者的角色是當「人類心靈上的醫師」。治療失智者的心靈最是重要，而不是讓他的心靈有所缺失，請打開可以滿足他（她）的心靈需求的機會。另一方面來說，照顧者的目標不應該只是給失智者餵食心靈食糧，而是為他們創造心靈的空間和時間。本章分享一些觀念來幫你達成這個目的。

慶祝個人的宗教傳統

許多失智症的人從小就是某一宗教的成員，他們參與宗教服務，在教育課程上課，參加唱詩班的合唱，慰問生病的人當作是信仰教條的實踐，甚至當上宗教的社區領導者。這種與其他人以及他們的神的連結，帶給他們人生的意義和目標。即使失智的人已經無法完全了解或是記得過去宗教的種種細節，失智症並不會讓這些事情消失。

在失智症早期的人每當需要時，給予些許幫助下，仍可以和過去一樣規律地參加社區的宗教活動。他（她）可以藉由出席禮拜，參加社交活動，和朋友送餐給行動不便的人，以及持續參加唱詩班來維持和社團的聯繫。

若不是因為克萊利・阿諾德出現近期記憶困難的問題，她沒有理由放棄她最愛的活動。她從大學畢業後，就在教堂的唱詩班唱歌。她仍然能夠閱讀樂譜，也喜愛唱詩班裡的朋友。每週日早上，她穿上唱詩班的長袍，走過長廊來到她的唱詩班的位置。

每週的活動不只幫助克萊利和宗教傳統連結，也因為她

可以用她的音樂幫助他人，讓她的生活多了更多的意義。

　　一些家人和我們分享他們患有失智症的家屬從宗教信仰上得到的滿足：

● 唱和聽熟悉的聖歌或是其他宗教音樂
● 閱讀或是聽別人讀《聖經》、猶太律法、《可蘭經》或是其他宗教的經典。
● 禱告或是參加禱告團體
● 分享宗教的慶典或是傳統，例如聖餐，或是逾越節。
● 手握宗教象徵如十字架、燭台或是玫瑰經。
● 從照顧者的行動中看到和感覺到神的愛

　　這些宗教活動可以在做禮拜的地方舉行，在他（她）住的地方，不論是家裡還是照顧中心也都可以舉行。隨著疾病嚴重度的進展，你必須有創造性，並且要篩選一些仍舊可以聯繫個人信仰的活動。

　　一旦失智的人無法再積極參加宗教活動時，家人往往會因此而感到失望。我們認為針對這個情形最好的答案，是來自支持團體中的照顧者，她只須簡單的述說：「神是充滿憐憫和照顧的，特別是對於那些最需要祂的人。」

發掘可以使人舒適的傳統

　　約瑟芬這位信奉天主教的女士已經得到嚴重的失智症，常常閉著眼睛坐著，並且口中念著聽不懂的話。芝加哥阿茲海默氏症家庭照顧中心臨床協調者桃樂絲‧西蒙如此說。當約瑟芬喃喃自語的時候，她的手重複比劃著十字。照顧者都不知道她在做什麼，直到有人說：「如果我猜的沒錯，我認為她在禱告玫瑰經（一串珠珠上面有十字架，一

邊算一邊禱告）。」有一次約瑟芬又在這麼做的時候，一位工作人員將一串玫瑰經放在她的手裡，她的手指握住了珠珠，眼淚從她眼睛溢出，她向照顧者微笑，並將十字架拿起到嘴邊親吻。聯繫了她和她的信仰，這個儀式讓她感到舒適。

擁抱簡單

失智症的人面對的是一個退縮中的世界，就算之前是大銀行家，現在也只能每小時整理抽屜一次，曾經的大廚師現在也只能攪動並品嘗湯。儘管多數人對這種失落感到沮喪，他們的需求常常轉變，以致於期望並不難達到，一些簡單的事物也能夠讓他們開心。這些簡單的事物可以連結到一件比他們自身更重要的事，同時存在著精神上的意義。

伊迪斯‧海亦喜歡找尋四葉幸運草。在特殊的日子裡，她喜歡寫字條給家人或朋友，同時附上壓製的四葉幸運草當作祝福。現在因為阿茲海默氏症，她無法再繼續寫字條，但是她仍然喜愛尋找四葉幸運草作為禮物的封面，這個簡單的活動將她和她想要找禮物送給別人的心靈需求連結在一起。

一些簡單的活動頌揚了小孩子的魔力和能力，許多失智症的人會喜愛小孩子的單純和簡單（這些小孩也無法說出美國總統的名字【譯註】）。坐在沙發上聆聽古典音樂可以滿足我們的心靈，簡單的家庭祈禱或是閱讀宗教經文也讓痛苦的

譯註　說總統的名字是失智症的記憶檢查之一。

失智者感到舒服。

創造性藝術

創造性的藝術──想想莫札特的音樂或是畢卡索的抽象畫──將我們帶離世俗，而且讓我們可以將生命映射在宇宙中，這種人類創造力的表現，正是我們之所以成為靈性動物的一部分。人類自古以來就富有這種創造力：史前人類在洞穴中作畫，並裝飾食物器皿；之後發展出詩歌和戲劇。

繪畫、雕刻和享受可以填滿創造性表現之需求的藝術，事實上加州大學舊金山分校的布魯斯・米勒醫師認為，當成人社會可以鼓勵創造力和想像力，特定種類的失智症就能回復到疾病早期。

跳舞，韻律運動，彈奏樂器，甚至只是簡單的打拍子都是可以觸碰心靈的活動。我們曾經遇過一個打擊非洲鼓的照顧員，她感覺到部分創造性的社群同時可以將挫折帶走。一個失智症患者的團體花了一小時研究放大印刷的「蒙娜麗莎的微笑」，多數人認得這個作品，但是只有一兩個人可以說出名稱。團體的帶領者問他們對於這個著名的微笑有什麼看法，一位女士說可能是有某人說了一個笑話讓她微笑，另一位男士認為蒙娜麗莎陷入熱戀中，當問他們蒙娜麗莎是否漂亮，他們都表示同意，「是的」。藝術可以觸碰到失智症的人心。

滋養你自己的心靈生活

照顧工作是一個困難的工作，有時候，照顧者、參與的家庭和照顧機構成員付出越多，越容易加速耗盡心力。要避

免這種心力耗竭的情況，其中的一個方法就是照顧者要維護自己的心靈需求。自我的心靈照顧包括維持你自己原有的信仰，找時間放假去旅行，彈奏樂器或是戶外活動。許多有宗教信仰的人會將照顧者的工作當作是表現神的愛的一種方式。

　　泰普‧史蒂文和他的太太法蘭琪參加音樂和唱歌，泰普也寫詩描述他的太太和其他有類似經驗的人需要幫忙的情況，他和法蘭琪也同時參加記錄他的疾病進程以及經驗的紀錄片拍攝。雖然他們感受到他因為阿茲海默氏症造成的功能喪失，但是他們每天都過著充實的生活，並且頌揚豐富心靈價值的日子。

　　另一個滋養你的心靈需求的方法，是尋求你所信仰的宗教團體的支持，許多團體都有「關心老人的部門」，它們的重點著重在年長的成員。

　　因為阿茲海默氏症的病程特性緩慢且持續惡化，所以對於你參與的宗教信仰團體而言，要知道你的問題和需求是很困難的。如果你參與的團體不知道失智症和照顧者的需求，你可以邀請專家來演講，或是問他們是否可以在那裡開始運作支持團體。

　　心靈的自我照顧也包括花時間思考像是悲傷和失落、死亡和瀕死等議題。你會發現找一個這方面的專家來諮商，會對你很有幫助。

在疾病全程中給予心靈照顧

在失智症早期階段，失智症的人想要儘可能的獨立自主，通常他們可以滿足自己的需求。

菲爾·祖威基的失智症並沒有減少他對於海洋的熱情。直到現在，他仍在聖塔芭芭拉水道玩風帆，這個活動讓他接觸海洋、海豚、鯨魚、藍天和微風，它帶來了滿足和平靜。

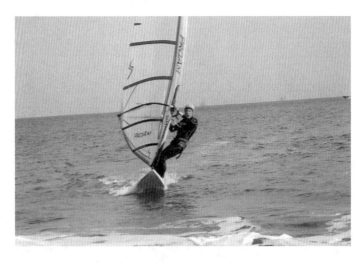

菲爾，祖威基仍持續享受他最喜愛的活動之一

隨著疾病的進展，他們能做的事越來越少。許多宗教團體有成員或是志願者參加訪視計畫，將全部或部分服務和儀式帶給家裡或是照護機構中的家人。如果你的家人在日間照顧中心或是住民計畫，記得告訴照顧人員什麼對他（她）是有意義的。

安妮・赫姆不能再去之前一生中所活躍的教堂了，但是她喜歡聆聽喜愛的詩歌、看到微笑、肢體接觸以及聽到有人叫她的名字，這些似乎和之前她所喜愛的教堂團體有所連結。

提供生命尾聲的心靈照顧，方法因人而異。你必須知道什麼對於那個人最是有幫助。當你告訴母親說你愛她時，她是否會微笑？當她的牧師和她一起禱告時，她的內心是否感到平靜？當你握住她的手時，她是否有反應？她喜歡聽宗教歌曲嗎？當她的孫子來看她時，她是否充滿活力？她知道愛她的人都在現場嗎？敏銳和充滿愛的照顧在這個生命後期，對於那個人和你都很重要。

安靜的力量

「除了外界的社會活動之外，提供省思的安靜時間也是很重要的。」在波特蘭的遺產健康系統的三位一組地方阿茲海默氏症日間暫緩計畫的計劃協調人萊斯利・柯林頓這麼說。「負責提供失智症患者活動的專家經常專注在戶外、社會化、歡樂的團體時間，反而忽視了我們每個人都有安靜獨處的需求渴望。」

結語

許多失智症的人經常哭訴的一點是「我想要回家。」我們相信這不是表面上的意思，而是哭訴需要心靈的連結，家對於失智者和目前情形而言，代表的是快樂的時間和安全的地方。

身為照顧者，你可以創造一個心靈的空間或是時間，一個讓他們即使身體不在家中，心靈上有「回家」的感覺。給予充滿愛的照顧，讓人能夠產生自己心靈世界的連結——即使是有限的。當家人重視這個人，家就變成充滿心靈的地方；當良好的照顧加上訓練過的人員，一個護理照護機構也可以變成充滿心靈的地方。

當你創造一個提供高活動品質和生活保證的環境，有些東西出現了：你創造出一個不只是為了失智症的人，同時也是為了你自己的心靈環境。

母親和我一起散步，不論我多努力想要專心，我還是一直想到自己的事情。我想到工作、婚姻的問題，還有一些經濟上的決定。突然間，母親說：「看那裡！」我向前看只看到樹林，沒有其他的東西。她說：「看看那隻美麗的藍知更鳥。」一開始我仍然沒有找到，最後在我仔細尋找後，才在樹梢上找到。這件事讓我仔細考慮到母親和我的內心世界。現在她總是尋找鳥兒的蹤跡，或是聞聞花香，或是聽遠處的音樂——這些都是我已經遺忘的事。她的失智症在某些方面反而讓她能親近自然和精神面，我的認知功能很好，但是我卻看不清楚我周遭的世界，也許我仍有一些東西要向她學習。

諷刺的是，失智症讓人認知功能下降，反而似乎增加個

人心靈方面的領悟，也讓我們更容易判別、了解和達成我們心靈上的需求。失智症的人現在可能對於熟悉的宗教象徵或符號、美麗的落日、音樂和藝術更加察覺和感謝，當我們花時間反省心靈層面，花一點時間活在當下，那使得失智症的人生命豐富的事物，同時也會豐富你自己。

好朋友備忘錄

- 不論他（她）是否有宗教信仰，每個人都有自己心靈層面的活動。
- 試著讓那個人維持宗教活動，如果可以，儘可能持續越久越好。
- 在正常宗教的架構外，找到他（她）認為有意義的事和目標，例如藝術、自然、朋友和家庭。
- 為了當失智者最好的朋友，你必須多加練習精神照顧。

（註：本章的部分內容已經獲得《阿茲海默氏症季刊》的允許使用。）

第十章

尋求協助

長期照顧迷津指引

　　目前許多人仍在家裡照顧失智症的家人，尤其是偶而才使用付費機制的照顧者，家庭照顧比較省錢，而且日常規律的活動也可以維持一樣。舉例來說，那個人可以坐在熟悉的椅子上，穿上他（她）所喜愛的衣服，逗弄心愛的寵物，住在家裡的人仍然是生活在社區中，有更多機會可以見見老朋友和參加社團活動。這是他們常常感到安全的地方。

　　因為阿茲海默氏症是逐漸進展的疾病，就算完整計畫和規則持續的家庭照顧計畫，還是有可能會隨時有所變動。他（她）的健康變化可能會超過照顧者的能力負擔，或是照顧者本身的健康狀況也會改變。因為這些原因，預先計畫和考慮不同的長期照顧選項是比較明智的決定，這些選項包括花錢請人到家中照顧，到日間照顧中心甚至長期照顧機構。了解每一個相關選項，問正確的問題，可以幫助你在這個服務的迷宮中找到方向，也幫你在正確的路上做對的選擇。

居家照顧

　　住在家裡可以讓他（她）儘可能的保持獨立，也可以維持家庭的完整：配偶都想要繼續在一起生活，在某些文化中，多代同堂是很常見的；在家裡，常可以在需要的時候找到親近的朋友、鄰居或其他家人提供居家照顧適時的幫忙。

（在「尋求協助」章節中有更詳細的解說）

　　儘管這種非正式的照顧是常態，多數家庭仍然發現偶而或是持續雇用人來照顧也變成必須的。這些工作者通常包括以下三種：

　　協助家務的人：幫忙比較輕鬆的家事，例如家裡的清潔工作，洗衣，煮飯和購物

　　個人日常照顧助手：幫助他（她）吃飯，洗澡，穿衣服以及上廁所

　　專業護理人員：協助服用藥物，注射針劑，飲食控制，身體治療，傷口照顧，靜脈注射，職能治療

　　這些工作者或是私人雇用或是透過仲介的方式，後者費用比較昂貴，但是他們提供適當的保險，費用的控制，提供基本訓練，通常是有契約和保險的。如果他（她）有個人保險，也許可以在經濟上獲得居家照顧的補助；在某些案例中，這些保險甚至可以支付薪資給家庭成員。購買長期照顧保險的人會發現，某些保險也提供了一些經濟上的幫助。以下是一些雇用照顧者的小技巧。

雇用居家照顧（InHome Help）

　　如果你想要登廣告，為了安全考量，不要在廣告中留下住址。先用電話聯繫會談，以了解這個人的背景和對居家照顧的興趣。相信你的直覺，如果應徵者看起來不是那麼可靠，那就跟他（她）說你還有其他人等著要會談，如果想再進一步面談，請他（她）等回電。

　　如果你選擇和應徵者面試，請邀請他（她）到家裡來，

看看他（她）和那個人相處得如何，同時討論你的期待。一定要看他（她）的相關資料。

寫一份簡單的合約和工作列表給受雇者，並請他（她）在接受工作前先看完。這份列表應該要包括工作時數和工作內容。將列表內容分成家事部分（清掃，煮飯，洗碗），以及個人照顧部分（幫忙刷牙，運動或是散步，幫忙洗澡）。注意多數工作者希望至少每天工作四小時。

和法律顧問、會計或是地方的仲介確定雇用的原則和規定。可能要準備一些「檯面下的錢」，但這是不被建議且不合法的，如果日後受雇者因為受傷，或是權益問題而不高興，你也可能因此付出昂貴的代價。也要注意稅務問題或是其他名義上你必須負擔的費用。

要維持固定的雇用人員可能很困難。請確定你創造出一個能夠讓照顧者覺得有價值的環境，有時失智症的人和（或）照顧者難以一起工作且快樂，這是很常見的情形。事實上，為了阿茲海默氏症的人而去解雇照顧者或是減少他（她）的工作時數，會讓工作者覺得不值得繼續工作下去。如果你沒有和父母住在一起，並且安排了照顧者來做居家照顧，你必須和雇用者保持密切聯絡，並且讓他（她）覺得做照顧的工作是有價值且重要的。

一個照顧團體的成員和我們分享她的父母不願意請居家照顧時，她所使用的小技巧。最後她的父母同意了，但是雇用一週後，就算是其他家人覺得這個照顧者很優秀，她的父母仍要雇用者離開。這個女兒對節儉的父母說，因為已經付了一個月的薪水，如果現在不讓她繼續工作的話，這筆錢就浪費了。於是父母同意繼續，直到一個月後就已經習慣了，甚至還很喜歡這個雇用的照顧者。

要有提供雇用者額外訓練的準備，因為多數受雇的人，

即使是仲介介紹的，還是沒有照顧失智症的足夠知識背景。一些訓練方法如：讓受雇者參加失智症照顧中心的訓練，複印相關文章或是手冊給他們，甚至分享本書的內容。

不要忘了生活故事的重要。告訴照顧者你的親人的故事，將重點寫在小卡片上讓照顧者知道（請見103頁）。

我們也建議你當工作者的好朋友，牽涉到個人的嗜好時，你還是需要保持適度的界限。如果你不能好好地對待受雇者，就很難要求他們能做好照顧親人的工作。如果你善待照顧者，他們善待你的親人就變得很容易了。總而言之，建立良好照顧的典範，以及當照顧者的好朋友，當他們看到你善待並支持你的親人，你就是做最好的示範。

尋求協助

照顧者常常猶豫是否要尋求幫助，儘管朋友和家人都很願意幫忙，但不知如何協助。這裡提供一些如何向朋友或是家人尋求幫助的建議：

- 請求必須明確：「兒子，我希望父親的生日你能來參加。請把它當作優先的事情。」有時可以請那些想幫忙的鄰居協助買一些食品雜貨。

- 不要假設家人應該知道你的需求，讓他們知道你的需求，他們才有機會用他們的方法幫你。考慮將請求寫下來，以便於溝通感情和期望效果更好，尤其是在要求幫忙會讓你覺得不好意思的時候。

- 明白其他家人對於所愛的人生病，也需要時間調適情緒，請給他們充足時間來調適。

- 不要假設其他的家人認為請求幫助是造成負擔。他們通常想要幫忙，而且會從獲得的愛和照顧中得到滿足。

- 不要對於其他想提供幫助的人做過多的評判或批評。家人有不同的技能，不同的照顧方式，甚至於不同的心理狀況。

成人日間照顧中心

　　就算是在家裡照顧得很好，我們還是建議大家要使用日間照顧中心。在國家的介入下，這些幫助失智症的人和家庭的中心數量逐漸增加，是令人鼓舞的趨勢之一。我們在1980年代初期開始從事失智症照顧的工作時，多數人認為日間成人中心只是讓照顧者可以暫時休息的地方，但是很快地大家注意到，日間中心所能提供的比上述多更多——它們也可以照顧失智症的人。報告中照顧者認為他們的親人似乎很快樂，令人感到麻煩的行為變少，晚上睡眠變好的頻率也提高。一個持懷疑論點的神經學家也坦白表示「我需要接受日間照顧中心，它是阿茲海默氏症的治療方式。」許多照顧者也告訴我們，他們的父母親在日間中心得到比在家裡更好的照顧，這可能因為他們處在一個社交環境裡，以及在這種環境下舊式禮儀運作的結果（粗魯對待陌生人是不禮貌的），或者那只是友誼的魔法。

　　中心的開放時間是一般的工作時間，有時會提供交通運輸服務，提供針對老人和失智症的人而設計、經過整合且接受督導的活動。有些中心同時提供其他人的服務，例如心智發展遲緩的人、頭部受傷的人，或其他特殊需要的人。

　　在失智症最好的長期照顧重要性中，成人日間計畫是其中的一部分。雖然不同中心每天的收費不一定，但是通常比類似的居家照顧機構或是居住照顧機構來得便宜多了。許多日間中心是非營利性質的，所以接受浮動的費率【譯註1】

譯註1　醫療提供者對不同的病人提供相同的醫療服務，卻根據病人的經驗能力而收取不同費用的情形。

喘息對於照顧者本身也是很重要的——你可以打一場高爾夫球，繼續工作，睡覺，在家附近辦事，拜訪朋友，讓自己從這種挑戰的照顧工作中獲得休息。有些照顧者表示，他們使用日間照顧中心，讓自己能夠享受獨自在家的樂趣。這是一個可以讓心情沉澱，睡個午覺，整理花園，或是將腳抬起坐在舒適的椅子上看一本好書的時間。除此之外，如果你的家人在日間中心過得很忙碌，他們回家後就會很疲累，這也使得你可以輕易地完成晚上的例行工作。

鼓勵使用日間照顧

許多照顧者不願使用日間中心。對他們來說，這是一個全新的事物，常見的理由是父親或母親不會想要參加活動，或是不喜歡那些活動計畫，或是有些不好意思。我們的經驗是，失智症的人幾乎不會對日間照顧的想法感到不舒服，他（她）需要家人的鼓勵，這裡是一些鼓勵家人使用日間照顧的技巧：

● 將它描述成一個社交俱樂部或是外出，可以讓他們保持活動的方式。
● 取得臨床醫師的「處方」，每週使用日間中心二至三次，持續八週。
● 陪那個人去一或二次，並在那裡一起吃午餐或是喝咖啡。
● 鼓勵那個人成為日間中心的「志工」。

通常當那個人將日間當作是例行事物時，日間中心就變成提供友誼、快樂和身心刺激的來源。日間照顧對於你和失智症的人是好的。除此之外，日間中心常常充滿了活動，如

果你會為了週末或是傍晚時間要做什麼事情而煩惱，請參考日間中心的一些想法。

當父母拒絕兒女的幫助

當一個人的伴侶被診斷有阿茲海默氏症或是其他失智症，對另一位伴侶會造成非常大的創傷，你的父母也許想要全部由自己來處理。以下是一些對於成年的子女照顧者有效的方法：

- 常常打電話或是拜訪，試著使用他們可接受的方法幫忙（跑腿，開車接送，庭院工作等）
- 記住之前父母習慣的屋內或是院子的擺設，甚至是習慣穿的衣服，這些目前也許變得不重要，他（她）現在可能有其他優先考慮的地方。
- 擔任照顧者工作的父母有權獨自照顧另一半，直到他（她）無法勝任照顧工作為止。
- 不要反覆抱怨、嘮叨，或是不停給予未經過請求的建議，以免變成「壞人」。
- 要有耐心。只要持續地表達支持和了解，幾乎所有的父母都會向子女尋求幫助。

居住型照顧（Residential care）

多數的照顧者認為將失智的人安置到輔助生活型機構、特殊失智症照顧機構，或是專業護理機構這些地方是最後的手段。家庭做安置決定會有的擔心包括：

● 對於他們的決定有罪惡感。
● 害怕他們的親人不快樂，會被傷害，會走失，或是無法融入照顧機構。
● 在問題發生時，不確定該如何反應。

● 害怕安置如果不順利，那個人必須回家或是移至其他地方。
● 不知道如何處理他們未來的生活

　　「好朋友的方法」建議你在考慮居住照顧的設施前，先考慮是否對失智症的人有幫助。居住型態的照顧中心通常可以提供比較好的身體上的照顧（例如洗澡次數增加）；提供更多的活動和社交的選擇；提供更多的日常活動；有時提供更營養的菜單。「讓母親一直像是住在家裡」的承諾可能建立了最好的形象和希望，但是這個承諾的內在意涵是，所做的一切都是以對媽媽有幫助為優先。其他相關的因素包括主要照顧者的健康狀況，有時候因為主要照顧者本身的健康情形不好，使得在家裡照顧變得超過承擔範圍。

　　幸運的是，一些長期的照顧社區或是機構裡，失智症照顧的「特殊單位」已經變得很常見，而且許多協助生活社區或是專業的護理機構是完全專注在失智症照顧。許多做得很好，但是也有許多做得不夠好。為了要選出好的機構，你必須要知道這個機構的設計原因，以及一旦安置後如何和工作人員共事。為了幫忙在長期照顧的迷宮中選擇，你一定要全面性的看一下。居住型照顧分成兩個主要的類別：協助生活型和專業的護理機構。

受難的陷阱

　　當一個照顧者抱怨他（她）的工作，但是卻同時拒絕其他人的幫忙，那他（她）就掉入了受難的陷阱。這是常發生的情形，部分因為照顧者角色的強度，以及照顧者已經疲累，開始產生不好的判斷，有時陷入否認。當一個受難者──為了某人或是某件事，放棄你的生活──最好只是短暫時間的策略。你想要的是可以歷時長久的方式──為了你關心的人，為了你的朋友，和家庭，和你自己。

協助生活型

協助生活型機構在各州有各種不同的名稱，包括居住照顧、個人照顧、成人團體照顧、寄宿之家、住宅照顧。一般從這些名稱可以知道，支持生活的設定是集體居住的，是提供或是協助個人服務，24小時管理監督和幫忙（規畫的和未規畫的），提供活動和健康相關的服務等，設計如下：

● 能提供不同居住者各種的需求和喜好
● 對於居住者的尊嚴、自主權、隱私權、獨立、選擇和安全都極為重視
● 鼓勵家庭和社區的參與。
  （改編自國家訂定居住型中心手冊）【譯註2】

協助生活型機構的大小可以容納數人到數百人都有。大多數協助照顧型計畫是需要付費的，雖然有些也接受從政府計畫來的低收入的個案。大多數失智症的人因為疾病本身原因，基本上每天的活動和個人的照顧是需要監督和幫忙的，反而對於專業的醫療幫忙比較不需要，因此協助生活型機構通常而言是最佳的照顧選擇。這些專門提供失智症照顧需求的機構有越來越多的趨勢。

譯註2　介紹團體家屋。失智症團體家屋（Group Home）是提供失智症患者一種小規模，生活環境家庭化及照顧服務個別化的服務模式，滿足失智症個案之多元照顧服務需求，並提高其自主能力與生活品質。詳細介紹請參考第243頁的「台灣地區的社區資源」

什麼是人權擁護者計畫？

　　整個美國都已成立長期照顧人權擁護者計畫，其中在協助生活型機構和專業護理之家的居住者由工作人員和志工提供照顧計畫。人權擁護者辦公室也有針對違反規範的人或者機構開具罰單的權利。在完成安置前或是你開始尋找時，拜訪或是打電話給你附近的人權擁護辦公室（在電話簿上有）。他們可以成為你考慮安置家屬的朋友，可以提供你最新的機構名單（通常附有價格），以及提供你尋找過程上的建議。

　　一旦你的家人已經安置在某一個機構中，人權擁護者辦公室可以持續幫助你解決你無法直接和照顧機構抱怨或是關心的問題。如果你的家人沒有正當理由而被照顧機構拒絕，這個計畫也可以幫忙你。

專業的護理機構

　　專業護理機構，或稱為「護理之家」，是多數家屬一想到「居住照顧」時所想到的地方。表面上看來，這種照顧形態和協助生活型計畫沒有很大的差別。然而專業護理機構提供24小時的護理照顧，他們的執照和員工可以提供個人更多的醫療服務需求。醫療保險會支付專業護理照顧，但是只負擔短時間的安置，而且通常只提供住院後的復健服務。【譯註3】如果，那個人符合醫療補助計畫，就符合保險要求可以在專業護理機構長期安置的條件。雖然各州規定不同，但是失智症的人如果需要較多的護理醫療照顧，一般都可以符合規定。舉例來說，需要氧氣，身上帶有導管，臥床的，或是吞嚥和吃東西困難的。

譯註3　在美國的醫療保險有提供，但是在台灣，目前健保尚未包含此部分。

獨居老人

獨居老人有增加的趨勢,如果這些人得到失智症,家裡就變得很不安全。那個人可能會點火,或是跌倒數小時到幾週都沒人發現,變得營養不良,無法適當服藥,或是走失。

如果你有朋友或家人是獨居,或是身體虛弱,或是夫妻倆年紀都很大,最好是常常和他們聯絡,避免命令或是挑剔,默默的研究各種服務和計畫。你也可以尋求鄰居或是附近的朋友當「好薩瑪利亞人」【譯註4】,平日經常注意或是偶而順道拜訪一下。許多社區對於這些人有出訪延伸的服務,或是「友善的拜訪」計畫,讓他們不會處於被隔離和不安全的情況。然而,如果那個人拒絕服務,(例如不接受「送餐」的服務,或是要求吃好一點)而且仍具有一般的行為能力,這項服務並沒有法律上的強制力。

如果一個人出現讓自己或是他人陷入危險的情況時(例如上述的情況變成極度營養不良,而不只是吃不好),美國成人保護服務(APS)就會開始行動。事實上,法律規定許多專業機構「必須報告」,如果有老人受到傷害或是忽略就必須連絡APS。其他的行動還包括指定法定監護人或是由朋友或家屬來處理這個人有關法律和健康方面的事物。

持續照顧退休社區(CCRC)

現在嘗試讓多數或是全部的老人住在同一個區域的趨勢逐漸增加中,這個區域就是持續照顧退休中心(Continuing Care Retirement Communities, CCRC)。典型的是結合了獨立公寓,協助生活和專業護理照顧在同一區域中。多數持續退休照顧社區是非營利性質的,但是需要花錢「買進」使用的權利,這個「買進」的費用可達數萬美金。CCRC是一種保險

譯註4　這是新約《聖經》的典故,意指愛人如己。

的形式，會依據每個人的需求提供退休生活照顧，當那個人錢用完或是超過他（她）所能提供的金額時，有時這種「買進」也提供某一程度的財務保證。

當價格高時，許多老人發現這些社區對於退休和年紀的增長提供豐富的社交互動來源，和舒適的「安全網」。然而有些人因此錯失了他們原有社區中多世代相處帶來的品質。除此之外，這些社區會強制成員放棄一些對於未來的控制。如果機構認定一個人有較高層照顧的需求，他們可以將他（她）強制轉到下一個層級接受照顧。這樣，當失智症成員是已婚的伴侶之一，而CCRC又要求他轉到失智症計畫去時，可能會變得特別困難。

評估設施

一個夠好的失智症特殊照顧計畫應該符合下列幾點：

● 在發照機構中保有良好的紀錄：和地區的長期照顧人權擁護者辦公室聯絡，查看是否有任何抱怨或健康上的投訴紀錄。是否有連續不佳照顧的抱怨？還是只有一次？機構對於投訴內容處理如何？很少有機構沒有被投訴過，只是你想要選一家過去記錄好的，以及在管理者和人權擁護計畫的評價高的機構。

● 詳實的照顧理念：特殊照顧計畫的管理員應該能夠向潛在的住民和家屬描述他們的照顧目標，同時應該能夠解釋他們特殊的地方。

● 足夠的工作人員比例：因為失智症需要更多的看護，所以特殊計畫中員工和住民之間的比例應該比較高。

● 考慮周到的照顧計畫：特殊照顧計畫應該將更多的注意力

放在照顧計畫上，包括各種不同領域的團隊，以建立適當的目標和監督住民計畫。

● 注重工作人員的訓練：特殊照顧計畫應該提供積極廣泛的員工訓練計畫。詢問管理者員工如何訓練，好的計畫會提供機構內的專家演講，以及讓員工參加研討會和會議的機會。

● 一個對失智症友善的環境：最好的特殊照顧單位有專為失智症設計的友善硬體環境要素。這些要素包括漫遊步道，安全的周邊，良好的燈光，讓人鎮靜的顏色。但是要記住，再好的硬體環境設計都需要有技巧的員工來配合；好的計畫會把對的人放在正確的位置。

這些特點描述的是一個理想的環境，現實中你可能有也可能沒有太多的選擇。有些人因為受限於資產和收入，只有較少的選擇；有一些社區仍有空的位置，而有的則需要排隊等待。

從家裡搬到安養機構

這一天是許多照顧者都擔心懼怕的，因為那天你要帶父母或是伴侶到安養機構。家屬對於是否事先討論這個事情的態度都不一樣，一般建議儘可能還是事先和那個人討論一下。可以用許多方法來包裝，例如「醫生的處方」，或是「暫時去度假或停留」，或者是照顧者身體不好。但是失智症的人是如此健忘以及判斷力不佳，所以事先告知要搬到安養機構通常是沒有幫助的，只會讓那個人有警覺心和沮喪。在這裡有一個例子，照顧者帶他們的失智親人去兜風，順道

「拜訪」安養機構，然後就說出了這個新消息。許多安養機構可以配合家屬事先佈置房間，放置一些那個人的個人用品，來幫助他（她）可以比較快的適應新的居住環境。

一旦地方確定，通常他（她）需要時間來適應。我們看過許多不同的結果，有時候和你預期的一樣，那個人接受安置，但是其他的時候那個人仍然生氣和沮喪。在這個時間裡，耐心和同理心的技巧是很重要的，就算是我們自己，對於這種改變要調適也很困難。滿懷希望、有愛心的照顧人員，好吃的食物，創新的活動，和你的持續出現，協助照顧者的工作都能有助於安置成功，你自己正面的態度也有助於支持這個決定。即使罪惡感、失落感和其他負面感覺在這種情況下很常見，盡你所能避免負面情緒環繞那個人，同時也要留些時間給你自己，以便理解這個家庭生活變化所帶來的情緒。

如何探訪

許多照顧者發現去長期照顧機構探視失智親人是很困難和沮喪的，特別是失智症逐漸惡化的時候。你要談什麼？你要做什麼？那個人是否知道你來了？

持續出現在你失智親人的照顧機構很重要。第一，你可以監督他們的照顧品質。一般而言，建議是短時間及多次的拜訪，尤其是如果你發現很難有長時間探訪的話。第二，你要給那個人情感上的支持，以及幫助照顧上其他需要注意的方面。如果你無法定期探視，可以向朋友和家人尋求幫助；如果他（她）屬於某一個社團或是兄弟會，也可以要求他們來探視。

拜訪不需要特別的計畫。你可以帶著你的支票簿來修補那個人的房間，閱讀雜誌或是一起郵購，可以帶一些烘焙食物來分享給你的親人、其他住民和員工。也可以帶最近的家人照片來。

最後，要求加入照顧機構的規則照顧管理會議，你可以在會議裡關心你的親人。

在機構得到最好的照顧

　　一旦安置完成後，你必須和照顧機構員工保持密切的關係，讓事情變得有成效。許多員工向我們抱怨家族成員太過挑剔，甚至有時候會出現敵意。儘管你可以有合理的關心，破壞彼此之間溝通的橋樑和在工作人員中擁有一個「喜歡挑剔的家人」名聲，對你失智的親人的照顧並沒有好處。這裡提供一些和員工建立良好關係的方法：

● 試著成為團隊的一份子。照顧者偶而可以藉由餐點上的幫助來加強照顧品質，還有也可以做一對一的幫助。
● 收起你的質疑。如果你的母親在接近中午時分仍穿著睡衣，可能是她想這樣穿，也可能是工作人員工作進度落後，但是這件事不會比準時給藥或是用餐來得重要。
● 請注意，這是失智症照顧計畫，不要因為一點點小事情讓員工疲於奔命，例如肥皂放錯地方，或是有人穿了你母親的浴袍。
● 向員工示範典範的行為。如果你要求員工用某種特定的方式照顧你的母親，或是談論某種她喜歡的事情，讓工作人員得知你也同樣這麼做。

　　當你對於照顧工作有抱怨或是有關注的事情時，請將它說出來。有些照顧者會猶豫要這麼做，因為害怕會造成不好的結果。其實運作良好且有照顧倫理的機構很歡迎你的回應，也會盡可能地滿足你所關注的事情。以下有兩個能助你處理這件事情的技巧：

● 確定向對的工作人員說出你所關注的事情。晚班的護理助

理可能不是抱怨白天所發生事情的對象，他（她）可能沒有權力後續追蹤你所關注的事情。

● 接受原有的處理技巧，而且確定表達出你的抱怨和你認為可以做得更好的方法（當然希望事情可以變得更好；如果事情仍然沒有改變，就請找另一家照顧機構）。不論對或錯，如果工作人員已經認為你是一個長期的抱怨者，他們會開始躲避你或是不願意聽你說話。

對於你的安置決定感到舒適

醫生、家人、朋友甚至於鄰居可能會這樣說：「當她不再認識你的時候，你應該要安置她。」「當她已經大小便失禁的時候，你應該要安置她。」「當他晚上無法整晚睡好的時候，你應該要安置他。」「你已經沒有選擇了，你現在就必須安置她。」重要的是你需要跟著你的感覺，考慮到你自己的需要。我們的技巧程度都不一樣，不論是調適壓力的能力、價值觀、個性以及資源，這些都是決定一個人是否要居家照顧，還是安置到機構的重要考量因素。一個我們認識的照顧者熟練且固執地替她的先生安排各方面的照顧，她處理許多困難的個人照顧的選擇，穿衣和沐浴，帶他到日間中心，替他設計各種活動。她的「突破點」出現在他先生開始無法爬樓梯到二樓寢室時，醫生建議在樓下她珍愛的正式餐廳中放置病床，她認為她絕對不會做這件事情——因為保持這個正式的餐廳，是她維持她最後生活結構的象徵。所以她選擇將先生安置機構中。這是不常見的例子，但是卻顯示出安置機構的決定是基於許多因素的考量，有些會令人驚訝。這無法用簡單的公式來決定。

當你決定要長期安置時，有一些事情是必須要考慮的：

● 再想想過去的承諾。現在最重要的是那個人和你的生活品質。
● 考慮安置對於那個人的好處。許多的外界刺激，吃得更好，接受更好的個人照顧，可以從隔離的環境中出來
● 利用有助於這個決定的地區資源。許多社區有非營利的組織能在安置的過程中提供指導。
● 提早確認可能要安置的機構。許多好的機構都需要排隊，如果你等到最後時刻或是危機出現才做安排，你能夠選的地方就變得有限了。
● 研究社會資源可能會有幫助。退伍軍人協會有許多資源，醫療保險單位會有專業照顧的相關資料。好的律師能幫忙保護資產和計畫未來。
● 要認知到照顧不會因為安置機構而停止。

結　語

　　許多照顧者認為使用社區服務代表著失敗或是對於自己照顧技巧的負面評價。相反的看法是，使用社區資源代表你是一個擁有許多資源且有效率的照顧者，事實上，使用社區資源會讓你有更多的選擇。使用社區資源，或是雇用他人做居家照顧，可以讓你更長久的在家照顧失智症的人。

　　當需要安置機構照顧的時間到了，這時重要的是，你需要了解到照顧工作並不是到此為止，只是換地方和人來照顧而已。有時候之前需要協助那個人洗澡，穿衣服，準備餐點，還有協助她從椅子上起來的照顧者，此時發現在別人接

手照顧工作後，整個照顧工作的壓力減輕許多。現在你不用和那個人在洗澡時掙扎，你可以去探視他，並和他一起散步、用餐或是享受一些有品質的生活。

越來越多長期照顧計畫開始採用「好朋友模式」當作他們的照顧依據。在這些地方，他們教育員工如何做一個好朋友照顧者，他們會鼓勵員工盡量多了解被照顧者，享受創造性的活動和提供個人良好的照顧品質。他們也是幫助你給予失智親人有尊嚴生活的夥伴。

好朋友備忘錄

- 雇用居家照顧人員可以延長你和那個人一起住在家裡的時間。不要犯了太晚才使用服務的錯誤。
- 強烈建議使用日間照顧中心，它可以同時幫助那個人和你。
- 當開始尋找安置照顧機構時，地區中有許多資源可以尋求協助。就算你目前認為不需要這些服務，先研究地區市場，甚至先去理想的機構排隊，也是一個聰明的做法。
- 安置在護理之家後，你同樣仍是照顧者的身分。

第四部

有尊嚴的生活

第十一章

自我照顧

做你自己最好的朋友

在飛機裡，空服員告訴你，使用緊急氧氣面罩，先戴上自己的，再幫小孩子戴上。重點在於如果你沒有先照顧好自己，就沒有能力去幫助其他人。這對於阿茲海默氏症的照顧尤其重要，因為照顧工作可能是一段很長的旅程。

做為一個照顧者，為了你自己，你必須當自己最好的朋友，只有如此善待自己，你才可能提供親人所需要的高品質照顧。成為好朋友的方式可以幫你在照顧失智症的人時得到更多的滿足，同時改善他（她）的生活品質，也維持你和家族成員的溝通聯繫。

如果你自己是一個阿茲海默氏症或是相關失智症者，成為你自己最好的朋友可以從儘可能長久地使用自己的力氣開始，同時也要讓身邊圍繞著好朋友。同時也必須實行自己相信的某個特別人生哲理，例如麗蓓嘉‧萊利決定認真的過每一天；貝芙麗‧惠勒決定教導他人；迪希‧杰金堅定地相信更高的力量；或是傑理‧魯坦伯格持續信賴他的幽默感。本書分享了這些人對於阿茲海默氏症的完整經驗，你可以閱讀本書後面的「傳記」部分了解更多相關內容。

當你是一個照顧者時，很重要的一件事情是你要考慮未來一年、三年還是十年要如何過你的人生；要思考你和你的家庭還有朋友想要維持怎樣的關係。你做為照顧者的時間打算如何分配？好朋友的方式像是拋向你的人生的救生艇——每天的照顧工作中讓你有機會改變失望、生氣和痛苦的情

緒，取代的是在日以繼夜的照顧工作裡找到快樂的時光。我們希望你能開始接受改變，好朋友的照顧方式不能改變失智症的診斷，但是可以改善你和失智親人的生活品質。

照顧自己的方法

以下列出了一些你可以照顧好你自己的想法。雖然每個失智症的人病情不一樣，每個照顧者所處在的情況也不同，我們仍然希望這些想法或多或少能夠幫助你。

保持幽默感

提供優質照顧的藝術之一就是保持幽默感，試著在生活的壓力中「放輕鬆」。看一些喜劇電影或是電視節目，在支持團體分享有趣的故事，或是簡單的和那個人一起大笑來幫助你面對照顧的壓力和負擔。

找個知己好友

信賴的朋友或是諮詢人員會讓所有的事都變得不一樣。你需要一個能夠談一些事情，態度維持中立，保守祕密以及了解你的需要的人。一個好的諮詢人員可以幫你解決問題，減輕挫折感，讓溝通更有效率，以及做出重大決定。如果想要尋找適當的諮詢人員，你可以向朋友、同事，或是地區失智症協會打聽。

期待要符合現實

因為照顧你的親人，你很容易就忽視了你實際上可以付出的金錢。試著回答下述這些問題：我的健康狀況如何？我可以合理地提供多少身體照顧？我能夠花多少時間在照顧上（在工作和其他家庭責任之外）？我有什麼形式的家族支持？在不危及我的家庭經濟狀況下，我能夠負擔多少照顧我親人的費用？

訓練自信

通常要表達出你自己的感覺和需要往往很困難，當壓力和疲勞增加時會變得更難。訓練自信，不要害怕將你的感覺和需要與家族成員和朋友分享。承認你自己的疑惑和需要更多諮詢及幫助，是沒關係的。

對於沒用的建議發展出處理的策略

來自值得信任的朋友或是專家的建議是有幫助的，但是照顧者發現，有時會被許多其他人主動提供的建議所淹沒。朋友和家人的本意是好的，但是他們所提供的不適切建議和意見，例如「把他送到安養院。」或是「對我而言，她看起來沒這麼糟。」只會製造出更多的壓力。有幫助的建議是一個禮物，但如果是沒有幫助的建議，我們可以建立一些慣用的回答，例如「謝謝你的貢獻」或是「謝謝你的關心」等。

和外界維持接觸

照顧者投入他們所有的力氣來照顧失智親人，可能會在不留意之下切斷了和朋友及家人的聯繫。通常照顧者必須減少自己的信仰和社交活動，但是維持平衡很重要。維持至少每週打一次電話給那些因為太忙而無法拜訪或交談的朋友。你也可以在支持團體裡交一些新的朋友，向家人介紹有關日間中心的資訊，或是其他幫助家庭處理失智症的計畫。

調整或改變生活環境

通常家人最近才被診斷失智症時，要搬家或是改變家裡的佈置，是需要審慎考慮的事情。你需要開始考慮你的家是否合適失智症的人居住，附近是否有可以使用的服務資源，附近是否有可以提供幫忙的人，家裡是否安全，清潔工作是否方便。你必須審慎考慮是否需要離開長期居住的地方，搬到可以幫忙的家人附近，在新環境要建立新朋友的人脈網絡是一件困難的事情。也可以考慮替代的居住方案，例如退休社區或是協助生活型機構。如果那個人已經和你一起住，或是準備搬到你那裡，有許多方法可以改善你的家裡環境，讓它變得對失智症的人更安全和容易整理。

充滿創意的動力

許多照顧者發現，創新的表達對於調適處理失智症問題有正面的效果。有的照顧者用寫詩，寫劇本、小說，甚至戲劇，拍攝影片，以及畫出他們的經驗。創意的工作能幫助照顧者正面疏導自己的氣憤和絕望情緒。

注意你自己的健康

　　照顧失智症的人和同年紀沒有照顧失智症的人相比較，提早發生殘疾以及死亡的風險較大。造成這個結果的因素很多，值得注意的是來自照顧工作的壓力。要多注意適當飲食、運動甚至有時放鬆一下。有些照顧者使用規律按摩的方式來放鬆自己，或者是使用其他回饋方式來獎賞自己照顧的辛苦。

對自己好一點

　　積極地為自己切割出一些時間，試著維持一些特定的活動、嗜好、友誼，或其他能夠替自己帶來快樂的活動。你也應該儘可能適時給自己一些禮物，例如用一個下午的時間來釣魚，或是去附近市場買花回家。

預先計畫

　　因為阿茲海默氏症的病程進展通常是緩慢的，家人能有時間預先計畫一些事情。例如，有些照顧者從來沒有想過其他人會比他活得更久的可能性。如果沒有一個有效的計畫，家庭的經濟或是照顧計畫可能會因此中斷。

原諒別人和自己

　　阿茲海默氏症讓人發現他們最好和最壞的一面。當朋友或是家人說錯或是做錯事，我們應該要檢視這個行為背後的動機是什麼。雖然他們所說的話或是做的事情對照顧沒有幫

助，但是動機可能是愛與關心。最好的照顧者本身也是他們之中最堅強的人，接受自己的犯錯，過一些糟糕的日子，甚至會有生氣或是羞恥的想法。就算最親近的朋友也會有起起落落。

寫下你的照顧經驗

許多照顧者發現，將照顧經驗寫在日記或是筆記本裡很有幫助。如果你大略記下行為的模式，日記可以變成一種解決問題的工具，它是一個可以寫下壓力、負擔和感受的安全地方，你可以發洩和說出一些你在公開場合無法說的話。喬‧萊利是麗蓓嘉‧萊利（第206頁）的先生和照顧者，寫下了一系列的日記記錄以及聖誕節的信，展現寫下的紀錄如何對一個失智者疾病進展和過程，以及你對於疾病的反應有所幫助。

滿足你自己的精神需求

當遇到不好的消息時，我們之中許多人會尋求自己的宗教儀式或其他心靈方式來讓自己面對這些不好的狀況，在宗教或是心靈的過程中，可以幫助你調適壓力以及給予你力量。不論事情有多麼糟，有使用時間尋找自己心靈需求的照顧者，和有向朋友、家人以及他們所信仰團體接觸的照顧者，比較會出現成功的結果。

當所有的事情都不對時

　　就算是照顧過程中使用好朋友的方式，有時候還是會遇到照顧上的挑戰，阿茲海默氏症可以對最有技巧的照顧者造成巨大的挑戰。舉例而言，如果那個人因為不明原因的感染或是身體疼痛，他的行為可能將原來良好計畫的活動變成一團混亂。有時候，照顧者會因此變得意志消沉（可能是因為憂鬱、疲勞及身體虛弱），以至於他們發現很難有所作為。他們的判斷力也會變得混亂。家人也可能因此產生各種不同的反應，有些會贊同照顧者，有些會是反對的意見。在某些案例裡，照顧失智者最大的挑戰不是照顧失智的人，反而是處理家庭不同意見和衝突。

　　在好朋友的照顧方式中，其中最重要的照顧方法之一就是要會選擇利用喘息照顧。在可利用的喘息照顧資源中，我們的第一選擇是成人日間中心。當然，還是有其他非正式的喘息選擇方式，例如讓朋友或其他家人來幫忙照顧一個下午，也是一個好的喘息選項方式。

　　關於每種狀況都變不對勁時如何處理，以下列出支持團體中照顧者們所提供的一些意見。有些很嚴肅，有些則是無厘頭方式，但是它們都是「壓力破壞者」的例子，幫助我們學習成為自己最好的朋友。

● 讓自己休息一天，做你想做的事
● 在一輛火車經過時，走出家裡儘可能的大叫
● 找朋友來陪你
● 讀一本笑話集
● 和朋友擁抱
● 打電話給你的牧師／神父／猶太牧師分享你的感覺

- 買套新衣服
- 吃巧克力
- 在大自然中散步
- 叫一個披薩然後吃完
- 到休閒中心消磨一個週末
- 謙卑一點，願意接受其他人的幫忙和支助
- 好好哭一場，發洩自己的情緒

思考未來

好朋友照顧方式的建議是，照顧經驗就像是關了一扇門卻又打開了另一扇門。一個照顧者在考慮未來的時候，草草地寫下了以下這些話：新的朋友和關係，旅遊，新的嗜好，歡笑和淚水，療傷和工作完成後的驕傲。在這種艱難的照顧工作中，好朋友的照顧方式可以使照顧者達到最佳的生活品質。更重要的是，這種方式也幫罹患阿茲海默氏症的人，在得知診斷之後的生活重新作定位。

好朋友備忘錄

- 不要自己當烈士，讓別人幫忙。
- 輕鬆過生活，決定在此時你的人生什麼是重要的，什麼是不重要的。
- 不要放棄人際關係。試著和朋友以及家人儘可能保持連絡，同時要儘可能地維持你每天日常活動規律。
- 認真的過每一天，每天都是新的一天，原諒自己已經出現的錯誤並且繼續前進。

日記的力量：麗蓓嘉和喬・萊利

　　以下是由喬・萊利從他的妻子麗蓓嘉被診斷失智症開始（1984年到1999年）所寫的日記中摘錄出來的內容。我們發現這些紀錄非常有用，因為它呈現了當一個人有想要做自己的好朋友的意圖時，他才可以成為好的以及有技巧的照顧者。除了部分讓文字更清楚所做的修改外，其他都是喬所寫的內容。

　　一九八四年七月三十日：當所有的檢查作完，我們去看我們的神經科醫師時，他很冷靜的說麗蓓嘉得到了阿茲海默氏症。我們極為震驚！我們知道有些事是不對勁的，而且希望它是腦腫瘤或是其他的病⋯⋯我們離開了巴奈斯醫院，然後開往伊利諾州的某個地方⋯⋯吃午餐。那是一個讓人清醒和安靜的午餐。我們決定要讓它變得最好，並且認真的度過每一天。

　　當我們學習失智症時，我想起麗蓓嘉約一年半前已經有一些字發音出現問題。她之前可以讀得又快又好的，她讀這些字會結巴時，我並沒有想到其他的事。我現在回想起來那是第一個出現問題的訊號。

　　一九八四年十一月：我們和護士以及社工會談關於麗蓓嘉的支持團體。他們沒有直接向麗蓓嘉講話，但是總是詢問我以及將對話引導向我。這讓麗蓓嘉想要離開。當我向他們表示時，他們感到驚訝和震驚。我想這是第一次我覺得社工、護士以及醫生只考慮到家屬的問題，而沒有考慮病人本身。我們發現只有照顧者的支持團體，而沒有病人的支持團體。

　　一九八五年春天：我們考慮退休搬到肯塔基州。我注意

到麗蓓嘉仍然有讀書的問題，而且開始出現某些寫字的問題。她總是在翻字典但是找不到要找的字。我們的小孩完全支持我們，他們要求我們來看他們。

一九八五年六月：我們前往密西根州北部的水晶湖。在那個夏天，各種拜訪活動填滿了整個過程。我們的家人都了解了她的疾病狀況，但是麗蓓嘉開始感受到自己的遺忘情況。我認為她想跟他們談論病情，但是他們害怕這麼做。這是另一個讓她感到孤獨的可怕的例子。

一九八六年一月：我們為了一個臨時的牧師職務去肯塔基州的霍普金斯維爾。當我們到達時，我注意到了一些事情。她過去是一個外向的人，喜愛說話和教導他人。我發現她變得更加退縮；因為她記不起來他們的名字，她害怕和人相處。因為她無法記得他們的名字，她到處寫下他們的名字但是仍然記不起來。她的閱讀能力可能變得更差了，但是書寫能力仍然還好以及可以辨識。她很難將她想要表達的字句說出來。

阿茲海默氏症的人遇到的問題之一，就是當別人知道某人得到這個病時，大家會很快遠離這個人。麗蓓嘉身為護士，也知道這種情況。她知道她得到阿茲海默氏症，而且這是令人沮喪的情況。人們不知道如何對待一個生病的人，人們想要談論它，但是我們害怕談論這件事。字典現在是她的朋友。我們需要為麗蓓嘉做些事，我們覺得需要有幫助病人的支持團體。

一九八六年夏天：我們來到水晶湖的別墅。所有的家人都來了，那是一段美好的時光。我發現麗蓓嘉在計畫事情以及執行計畫所花費的時間，都比以前要長一些。我注意到的一件事情，就是麗蓓嘉過去一年花很多時間談論養狗或是寵物，她

對於人和動物都有同情心。她談論著蝴蝶；當開車兜風時，她不想殺害蝴蝶或其他動物，她也愛小鳥，並喜歡看著牠們。我發現她比以前更希望我陪伴她，我猜她想要安心一點。

一九八六年十月：麗蓓嘉和平常一樣。她煮飯，織她的針織花邊，在教堂唱詩班唱歌以及每次在我出城的時候，和我一起出門。我注意到有時候她不想說話，但是有時候她會一直聊天。

她一直帶著支票簿，而且沒有出現開錯支票的問題。她說她害怕開支票，但是目前為止都沒有問題。我想在她在寫支票時，對於寫字在支票上出現一些混亂現象，她在寫到「佰」或是其他的字會停頓下來。她寫下我們所有的感謝並保留至今。我們知道沒有藥物，沒有治療，不會痊癒。我們認真的過每一天。

聖誕節的問候

以下是萊利寫的聖誕信件，進一步的記錄了麗蓓嘉和喬關於阿茲海默氏症的經驗。

一九八七年：在聖誕節時，我們的女兒喬伊達和她的先生比爾打電話來，表示他們要帶兩個朋友過來，我們說沒有問題，結果出現了兩隻狗。當他們離開時，我們得到了一隻中國西施犬「可齊」。牠認為自己是人，並且總是在我們腳邊。

聖誕節的精神是愛，神將愛分給了我們每個人，而我們又傳遞給你。在聖誕節時，天使高唱平安和善念也可以說是「把愛給你」。

——麗蓓嘉和喬

一九八八年：喬在奈許維爾的伍德莫基督教會擔任兩個月臨時的神職人員，和大都市的主教堂工作人員一起工作是一個很棒的經驗。去那裡工作附帶的好處是，順便參觀了奈許維爾周邊的許多歷史古蹟。

待在列星頓市的家裡三週後，我們前往蘇聯參加俄國東正教教堂的朝聖，慶祝教堂成立一千年。

五月是麗蓓嘉家人團圓的大日子。

聖誕節的精神是愛，神將愛分給了我們每個人，而我們又傳遞給你。

——麗蓓嘉和喬

一九八九年：我們從湖邊回家。我們的夏天充滿了在落日裡的暢飲，在藍天下，在沙丘上，有鳥兒以及許多密西根州的朋友。我們和可齊一同享受我們的退休生活，並且一天帶她散步兩次。願你擁有聖誕節的愛，溫暖你的心，以及生活充滿愛。

——麗蓓嘉和喬

一九九〇年：一九九〇年對於萊利家的大新聞就是我們搬家了。在二月時，我們決定搬到裡奇蒙市的老人退休公寓，那裡被宣傳說是「優雅的退休生活」。

搬家讓麗蓓嘉感到挫折和困難，因為她認為我們放棄了所有的東西。現在搬家結束了，她已經住下來並且喜歡我們居住的情形。

當聖誕節來臨時，我們很高興知道我們的四周充滿了愛。那就是聖誕節的全部，我們祈禱聖誕節之心也在你家和你的內心中。

——麗蓓嘉和喬

一九九一年：麗蓓嘉的混亂情形變得較之前嚴重，在許多事情上也變得更加依賴我，她會跟著我去每個地方，但是希望有更多的時間是留在家裡。孩子堅持我去參觀健康照顧機構，在長時間痛苦的禱告之後，我選了一個有個人照顧的床位。在十月三日，我做了我人生中最艱難和最痛苦的決定──將麗蓓嘉送到基督教健康中心。

三天後，護士說麗蓓嘉無法照顧自己，必須搬到中等程度的照顧機構中。我的人生改變了，我們以前都是一起做每一件事情。我的神職都是協助的角色。

我們希望你聖誕節快樂，也願神子或基督的精神長住你心中。

──麗蓓嘉和喬

一九九二年：八月時，我的女兒露辛達和他的兒子約書亞帶著「老好人」，一起去華盛頓州喀斯開山的家族露營旅遊，我們每天都在山區健行。順便一提，可齊，我們的小狗已經送給別人了，現在我是孤獨一人。在春天和秋天，我參加了肯塔基大學一週兩堂的課程。我們希望每個人都能有一個喜樂和平安的聖誕節。

──麗蓓嘉和喬

一九九三年：了解和愛在這個季節來到，增強了我們家族之間的關係，在聖誕節期間我們回想在一九九三年萊利家發生的事情。

我們主要關心的還是仍在基督教健康中心的麗蓓嘉，她的健康狀況依然良好，但是我們沒有常帶她出去。

我一天去中心兩次餵她吃飯，當她散步時，她看到有些病人坐在輪椅上，並試著和他們說話。她除了我以外不認識其他

人，甚至有時候也不認得我。

在這一年內，我沒有讓自己閒下來，我拜訪了加州卡塔利納島的老人旅社，以及芝加哥的藝術協會。

我希望我們都能感覺到聖誕節的精神，而且可以在心中體會到愛、希望以及喜樂的聖誕信念。

願你身在聖誕的喜愛信念

——麗蓓嘉和喬

一九九四年：聖誕節是充滿了好消息和歡樂的時節。在過去的一年，我們都有自己的起伏，但是當我們回想聖誕節的意義時，我們可以真的擁有希望的精神。

我的生活是以探視麗蓓嘉為中心。她看到我就很開心，但是已經有一年半沒有叫我的名字了。（我不能肯定她是否認得我，但是她認出是我來看她時會出現笑容。）

三月時，我花了一週時間，在佛羅里達州的人道棲息地當志工。五月時，列新頓報紙的記者訪問了我們這些來自裡奇蒙市，並且決定在死亡後將大腦捐出來做阿茲海默氏症研究的人。在雜誌的段落有好大一張我和另外兩個人的照片，我說我還沒完全準備好放棄我的大腦。

希望你在今年聖誕節找到愛的精神和希望的感覺。

——喬

一九九五年：一首老歌的歌詞裡，提到讓世界運行的是愛。這就是聖誕節的全部：愛，是讓家庭團聚在一起的膠水，朋友之間的橋樑，讓我們向別人表達出善意，照顧別人以及友誼的精神。

所有的小孩在我們結婚五十週年時來探視我們。在週六因為天氣很好，我們決定在中午去公園野餐，我們帶麗蓓嘉出

門，我們希望她喜歡這樣做。那天的傍晚，令我很驚喜的是，出現了許多老朋友來和我們一起晚餐。這件事我會加入麗蓓嘉的特別回憶錄中。

在十月時，我們的孫子約書亞和我有個難忘的旅行，我們開旅行車走了一千英哩，到加拿大的喬治亞看遷移中的北極熊。我們看到了六隻熊和兩隻白狐。

在今年的聖誕季節，希望你充滿聖誕節的喜樂和愛。

——喬

一九九六年：聖誕節的訊息是生長的時間。多數生物在這個季節處於冬眠狀態，但是聖誕節捕捉了我們的影像並讓我們充滿愛。維吉尼亞‧貝爾和大衛‧儲克索今年寫了一本書《你忘了我，但我永遠記得你：以友善尊嚴方式照護失智症親友》。麗蓓嘉的生活會在本書重現。

你會注意到我是忙碌的老人。除了電腦課程，我還參加了肯塔基大學一週兩次的Donavan的討論會，另外儘可能花時間和孩子在一起。

期望給予你聖誕節的愛

——喬

一九九七年：聖誕節的精神我們認為是歡樂，「全球和平」是我們期待唱出的訊息。我很感謝基督教健康中心的工作人員，他們對麗蓓嘉很好。他們會對她微笑，叫她的名字，常和她談關於做一個護士以及給予她和緩的訊息，這是她常常對其他人做的。麗蓓嘉在診斷的早期曾表示害怕不被當人照顧，她的照顧者努力讓她感到特別。

今年聖誕節我們三個小孩和家人都在我們的兒子家裡團聚，而我也會去。想到麗蓓嘉不能一起出席參加團聚是很困難的。

希望你擁有聖誕節的精神，那就是平安，聖誕節的快樂，那就是希望，已經聖誕節的心，那就是愛。

——喬

一九九八年：我將認識的人列了一份表在一本書裡，每年聖誕節時我都會拿起來看，我知道這些名字不只是寫在書裡，而是我們人生的一部分。

麗蓓嘉現在只能坐輪椅和臥床。她再也無法獨自站立，她需要兩個護士幫忙才能站起來，這個動作一天會做三次，她過去一直被認為是照顧中心裡「會走路的人」。我仍然一天去兩次，陪伴她和餵她吃飯。

我今年出席兩場老人論壇，以及探視了所有的小孩。當我們歡渡聖誕節時，希望你能有個愉快的聖誕節。

——喬

一九九九年：一九九九年最讓我難忘的時刻，就是麗蓓嘉在八月二十六日去世。我陪在她的床邊，看她嚥下最後一口氣，然後進入永恆。我該如何形容麗蓓嘉的人生。她的信念是溫柔心靈的永恆美麗，她經由她的小孩完成了她的希望，她讓每個人照著自己的希望發展，她將愛給了所有人而我感受到最多。

由麗蓓嘉所寫的一段禱告詞「我們的父將我們對於明天食物、衣服和災難的焦慮帶走。消除原先佔有我們的事物，在接受你的平安之後，我們知道我們將擁有智慧和力量來行動。」

你們向我們展現如此多的關心，充滿了我的小孩和我的心中。

期望給予你聖誕節的愛

——喬

第十二章

轉變

　　用好朋友的方式來照顧失智症的人，可以讓原來處於沒有尊嚴的照顧情形，轉變成有尊嚴的生活。當你讀第一章時，知道許多患有阿茲海默氏症和其他類型失智症的人通常都會出現的情緒是失落、孤獨、寂寞、傷心、混淆、擔憂、焦慮、挫折、害怕、妄想、生氣和不安。當一個失智的人接受到低品質的照顧就可能會充滿這些情緒。麗蓓嘉、萊利最害怕的事其中之一就是其他人不把她當作一般人來對待。以下的例子，是使用好朋友的照顧方式如何增強正向的情緒，以及幫助麗蓓嘉感到自我的價值，成為家庭的一部分，並且讓她和周遭的世界不會脫節。換句話說，好朋友的照顧方式幫助麗蓓嘉有尊嚴的活著。

好朋友的對待方式可以將擔心和焦慮的情緒轉變成滿足感：

● 麗蓓嘉發現聽音樂和在鋼琴上彈奏仍然熟悉的歌曲可以讓人鎮靜。

● 麗蓓嘉對於水晶湖美麗的落日會感到驚奇。

● 麗蓓嘉喜愛簡單的活動，例如看鳥以及蝴蝶。

● 當麗蓓嘉大聲朗讀時，會感到舒適。

好朋友的對待方式可以將挫折感轉變成平靜和安祥感

● 麗蓓嘉喜歡在壁爐前編織。
● 麗蓓嘉在小的社交團體中比在大團體裡感覺更平靜。
● 麗蓓嘉發現長時間散步可以得到平靜。
● 麗蓓嘉喜歡使用比較慢的節奏在院子裡工作。

好朋友的對待方式可以將混亂的感覺轉變成有方向性

● 麗蓓嘉喜歡過去的嗜好，例如和家人或是朋友在一起時，她會從事游泳，健行和划船。
● 麗蓓嘉對於別人在對話中減慢說話的速度，反應很好。
● 麗蓓嘉感謝日間中心員工提供她關於回憶過去重要人生事件的提示。
● 當麗蓓嘉在基督教健康中心時，周圍有熟悉的家中事物讓她感到熟悉。

好朋友的對待方式可以將失落的感覺轉變成滿足感

● 在診斷後的第一年，麗蓓嘉經由教導教會中的年輕人而感到自己是有價值的。
● 當小孩感謝她是一個偉大的母親時，麗蓓嘉感到開心。
● 麗蓓嘉對於能在面對孫子時，維持她在家裡祖母的角色而

感到驕傲。

● 麗蓓嘉在幫助別人時感覺得到回饋，特別是在日間中心
裡。

好朋友的對待方式可以將難過的感覺轉變成鼓舞的感覺

● 麗蓓嘉在水晶湖的小屋時，像是一個自由的靈魂並過得很
愉快。

● 當她的妹妹提到小時候有趣的故事時，麗蓓嘉愉快地回憶
過去。

● 當朋友和麗蓓嘉談到她的護理生涯、家人以及按著姓名討
論小孩時，她會向他們微笑。

● 當喬取笑她以前腳打著石膏時，還嘗試著在大峽谷健行，
麗蓓嘉感到鼓舞。

好朋友的對待方式可以將難堪的感覺轉變成自信的感覺

● 麗蓓嘉喜歡喬幫忙她準備簡單的食物。

● 因為朋友的諒解，麗蓓嘉在出現小的失禮行為時，不會感
到難堪。

● 當她參與日間中心裡面符合她剩餘能力的活動時，麗蓓嘉
覺得能夠勝任以及有用。

● 當喬提到一個關於他自己損失的笑話時，麗蓓嘉覺得更公
平。

好朋友的對待方式可以將妄想的感覺轉變成信任的感覺

● 當喬讓她在他已經填好的支票上簽名時，麗蓓嘉對於家庭經濟感到參與感。

● 當提到他們家時，麗蓓嘉喜歡喬用「我們」而不是「我」。

● 就算是很簡單的事，或是詢問她的意見，麗蓓嘉感謝能夠做決定。

● 當喬邀請她幫忙每年的聖誕節信時，麗蓓嘉感覺朋友是他們共同的，而不是喬一個人的。

好朋友的對待方式可以將恐懼的感覺轉變成安全的感覺

● 當朋友和家人越了解麗蓓嘉的疾病，她越感到安全。

● 麗蓓嘉感謝她不曾單獨一人出席公眾場合。

● 友善的擁抱讓麗蓓嘉感到放心。

● 麗蓓嘉喜歡被她的狗可齊「保護」的感覺。

好朋友的對待方式可以將生氣的感覺轉變成平靜的感覺

● 遛狗會讓麗蓓嘉釋放出被壓抑的能量。

● 當日間中心的志工讓她自己掛好她的外套，麗蓓嘉感受到滿足。

● 麗蓓嘉發現充滿活力的活動，可以將氣憤情緒釋放出來。

● 一些簡單的行動，如握著手、擁抱或是感到被愛，可以讓麗蓓嘉的激動情緒被轉移。

好朋友的對待方式可以將隔離和寂寞的感覺轉變成聯繫的感覺

● 當喬使她感覺成為神職工作的一部分時，麗蓓嘉感到重要且能夠勝任。

● 麗蓓嘉從伴侶團體感受到友誼和支持。

● 麗蓓嘉感受到她的狗可齊無條件的愛。

● 當朋友讓她述說罹患阿茲海默氏症的經驗時，麗蓓嘉感受到他人的傾聽。

● 麗蓓嘉在教堂作禮拜時，感覺到和神有連繫。

　　將好朋友的對待方式當作是地圖——從「這裡」到「那裡」的方法。就某方面而言，也是讓一個人從「這裡」到「那裡」。這種方式可以將負向行為變成正向行為。

　　有技巧的家庭或是專業的照顧者是具有信心的人，會傳達出有自信的照顧，可以在問題發生之前先做預防，而且也會享受花時間照顧那個人的工作。當照顧者沒有擁有良好的資訊，和失智症的人發生爭吵或是想改正他的行為，不會利用資源，或是沒有好好照顧自己，這時失智症的黑暗和絕望就會勝出。

　　霍華‧伍德每天照顧他處於阿茲海默氏症晚期的太太艾瑪，這讓她的朋友和家人感到驚訝。他告訴朋友，他們沒有最

好的婚姻，過去常有意見不合。但是他說，經由和她在一起的時間，照顧她，替她做一些之前他想像不到的事，他再度和她陷入戀愛中。

　　記住，阿茲海默氏症和其他相關的失智症的病情是不會改變的，但是你當照顧者的對待方式可以作改變。經由好朋友的對待方式，可以幫你減少有問題的行為，以及替那個人和你創造一個快樂的、安全的、安心的、富足的和有尊嚴的生活。

　　為另一個人完全奉獻有很大的價值；讓每一天、每一刻有最大的效果有很大的價值；良好的溝通有很大的價值；榮耀一個人的生活故事也有很大的價值；照顧另一個人也有很大的價值。

　　因為我們每一個人都有可能被阿茲海默氏症或失智症所影響，而且這個不好的事情也可能發生在我們自己、朋友或是家人的身上。作者想傳達的最根本的訊息是：我們應該以最好朋友的方式，對待每一個我們重視的人。

本書人物傳記

　　以下所陳述的簡短傳記是有在本書中分享他（她）的故事的個人傳記，同時附上他們所出現的頁數。

克萊利・阿諾德（1926－）

　　音樂和家庭描繪了克萊利的人生，她在大學時，參加了學校中的合唱團，以音樂學士學位畢業。畢業後，她在家中教導鋼琴課程，延續她的音樂生涯。她在教堂的唱詩班唱歌，這個活動持續了五十年，也是她每週生活的重心。當她的母親出現記憶問題時，克萊利每天都會彈奏鋼琴給她聽，也會陪著她一起唱歌。她們都很喜歡音樂。

　　她的先生，克萊德，和他們的三個小孩，史蒂芬・大衛和理查，都是老鷹樂團的樂迷，是她的驕傲和歡樂來源。全家人喜歡一起打保齡球，有些人也打高爾夫球，克萊利曾經有過一桿進洞的紀錄。克萊利個性風趣，也是許多人的好朋友。（第169頁）

葛萊蒂絲・貝爾（1923－）

　　她的哈雷機車非常吸引人，最重要的是，她和這輛機車的主人，一個名字叫做肯尼士・貝爾的年輕人，陷入愛河中。在她高中畢業後，他們在浸禮會牧師的叔叔見證下結婚了。葛萊蒂絲白天工作，利用晚上時間繼續學業。

　　在短暫的陸軍軍旅生活後，葛萊蒂絲和肯尼士定居在肯德基州的萊星頓市。他們有兩個小孩，凱絲和布蘭得利。肯

尼士在一家一流的飼養賽馬的公司工作三十五年。他們目前有四個孫子和一個曾孫女。

葛萊蒂絲一直喜歡做各種手工製品，包括縫紉，編織，針織花邊和縫被子，她也替孫子以及曾孫做了許多被子。葛萊蒂絲和肯尼士在他們的教會中是很活躍的成員。肯尼士曾經這樣形容她，「因為她親切的本質，她會和每一個人相處」。（第105頁）

瑪格麗特・布魯貝克（1907－1996）

瑪格麗特出生於密尼蘇達州的德盧斯，在很小的時候就搬家到加州。她畢業於加州有名的好萊塢高中。在那個許多女性只是在家工作的年代，瑪格麗特有曾經在許多地方工作過的經驗，包括一家家庭經營的餐廳和爸爸的冰淇淋公司。

瑪格麗特和他的先生，杜德里，在鄰居都是親戚的環境中撫養他們的小孩詹姆士（吉姆）成長。他們的家是和杜德里的姐姐及姊夫，露薏絲和西格・海斯家為鄰，他們之間有六十年的友誼。瑪格麗特對於吉姆作為電影製作人，和她的三個孫子，馬凱、蘇珊和約翰而感到驕傲。

即使在她疾病的晚期，瑪格麗特仍然對於周遭的世界充滿了興趣。在她的家人記憶中，瑪格麗特是一個充滿幽默的「掌控」者的角色。（第83，104頁）

瑪莉・柏馬斯特（1914－2000）

我的名字發音是「柏馬斯特」而不是「布馬斯特」。瑪莉，一個安靜、體貼的人，總是如此澄清這件事情。她很熟悉美國和英國作家的作品，因為她通常都會在他們的作品出版時，就會閱讀那些作品。瑪莉在她女兒，貝蒂西，還是小女孩的時候，就教導她一些瑪莉小時候學過的詩。她很喜歡

和我們一起分享貝蒂西的作品，「北風吹起，就要下雪了。可憐的知更鳥會如何呢？他會躲在穀倉裡保持溫暖，也會將他的頭藏在翅膀下。不幸的事情！」

瑪莉熟悉那個時代所有名曲的歌詞，整天唱歌讓她高興，和她提到她的三個小孩，李、貝蒂西和瑪莉安，她更高興。（第75，103頁）

約翰（傑克）・古伯（1933－）

在西拉鳩斯大學划船隊擔任四年的舵手生涯，對於傑克・古伯而言是一個特別的記憶。他喜愛和其他大學的划船隊競賽，更是希望成為海軍。當他自醫學院畢業後，他在一艘海軍運輸艦上服役。在這段時期，他到過世界許多地方。他在私人診所擔任外科醫師。

傑克的太太和他們的兩個小孩喜愛全家一起打高爾夫球、網球以及滑雪，他們曾經有一次一起到西部露營三週。現在，傑克是一個驕傲的祖父。他會唱許多一九五〇年代和一些熟悉的歌曲，同時會跳舞和彈奏五弦琴或是烏克麗麗琴，展現這個醫師音樂方面的才能。

「體貼的、紳士的和有愛心的」是他的太太用文字描述對於傑克的看法。（第26，106頁）

伯法・克菲爾德（1916－1987）

伯法，暱稱「克菲」，非常自豪於過去擔任州議會的主席。朋友和家人都還記得他在各種不同會議中忙碌，或是在會議中間休息時看報紙、喝咖啡和抽一枝香菸的情形。克菲早年時期是在伊利諾州度過，他回憶當他進入芝加哥大學時，也是「羅尼」雷根進入伊利諾州的尤里卡學院時候。家庭、他的小狗 Ho、美麗的藝術書籍和喜愛的詩集總是他談話

的主題。他另一個興趣是打棒球，他在二壘手的表現有專業水準。

克菲是一個孤僻的人，當他進入伸手助人日間中心的時候，他都很謹慎地參加大多數的團體；然而，他其實是一個很棒的舞蹈者，而且他會抓住每一個跳舞的機會，尤其是在放班尼·固德曼的音樂時。（第24，107頁）

茹比娜·狄恩（1931－1999）

茹比娜回憶她兒童時期在德州的許多快樂時光，和她由德州女子大學畢業時，她臉上顯現出快樂的笑容就如同「德州的黃玫瑰」一樣。她喜歡過去體育課、英文的教學，和她在初中的教學時光。

茹比娜喜歡生活在一個大的三代同堂家庭中，同時和小孩，萊恩和泰德，以及孫子維持親近的關係。幫助人也佔了她大部分的時間。她的社區因為她的慷慨行為而獲得利益；她是許多服務性社團的負責人，她組織了許多教堂的活動，她也志願參與護理的訓練。茹比娜成功推動許多艱困的工作。在她生病以前，她喜歡橋牌、鋼琴和針織物品。（第30，83頁）

安達·丹頓·艾德華（1909－）

安達因為三代都是三年級教師而感到驕傲；她跟隨媽媽，以及她的女兒，佩姬，追隨她。安達有許多的才能；她是一個藝術家（她的藝術作品登在全國阿茲海默氏症協會失智症患者活動資料書的封面），鋼琴家，女裁縫師和很好的廚藝，她會做一種非常好吃的玉米布丁。

她丈夫在相當年輕時過世後，安達肩負起對於女兒，派翠西亞、佩姬和珍妮特，父親和母親的雙重角色。以馬內利

浸禮信會教堂是他維持力量的支柱。

安達非常非常喜歡有競爭力，是一個成功的取笑者，喜歡許多人圍繞著她，以及很容易和她人交朋友。（第74頁）

霍伯·艾廉（1917－）

一個「徹底的」肯塔基州人，霍伯·艾廉因為住在都是安格斯牛的農場中而驕傲。他記得小孩時和祖父相處的時光，以及十歲時幫助父親蓋房子的情形。他的解釋是「生活就是如此簡單，我們會因為聖誕節時在襪子中收到糖果和橘子而感到高興。」

霍伯在二次世界大戰時擔任工兵，之後遇到她的太太，艾琳。他們有兩個小孩和五個孫子。他是一個建築業者，一個地產投資者，和一個養牛牧場的主人。他喜歡唱歌，尤其是和他信仰有關的旋律，同時喜歡園藝工作，和家人在一起。霍伯是一個討人喜歡的人，他能和許多人交朋友，不論是年輕人或者是老人。（第27，86頁）

瑪莉·伊蒂絲·英格爾（1916－）

如果瑪莉·伊蒂絲當初沒有在測量身高時踮腳尖站立，她不可能通過身高檢查，在二次世界大戰時成為一個飛行員，她是美國女性飛行員協會會員（WASP）。她曾經飛過許多種飛機，由很小的飛機到B29轟炸機──所飛行的地方也遍佈整個美國的飛機公司到軍方基地。

她的先生、三個女兒和孫子是她生命的重心。她其他的興趣包括園藝、音樂、旅行、划船、訓練和騎乘有馬鞍的馬和繪畫。瑪莉·伊蒂絲因為她過去的冒險性飛行精神，所以經常被形容是「有精神的」人，她在1997年進入肯塔基州的飛行名人堂。她回顧她的生涯後，提到「我們擁有一個偉大

的人生，……我不認為我有做任何不尋常的事情。」（第68頁）

瑪麗汀・艾凡斯（1910－1997）

「你真的在百老匯及你爸爸開的運動商品店櫥窗前跳過彈簧單高蹺嗎？」一位瑪麗汀的朋友不可置信地問到。瑪麗汀父親的店裡有最新的器具，包括肯塔基州第一個彈簧單高蹺。她和她的四個兄弟姐妹幫忙推廣這個新玩意兒。

游泳、跳舞（她是肯德基州路易維耳市有名的布朗飯店屋頂花園最好的舞者）和在籌備宴會中準備別緻的食物是瑪麗汀的許多成就之一。不論任何形式的巧克力都是最受人喜愛的，奶油則是緊接著的第二位。瑪麗汀微笑的表示：「麵包只是一個傳送奶油的工具。」

瑪麗汀是一個興高采烈的人。她的小孩，貝蒂、帝普和安，以及她的孫子對此也表示強烈支持，他們對於瑪麗汀的志願工作感到驕傲。（第69，82頁）

瑟吉・卡加多（1920－1995）

瑟吉總是一個搞笑者！「我會離開智利，是因為有一天我開飛機飛過一個小平原時，我在一個雞舍上方俯衝過，結果飛機墜毀，將雞舍中全部的雞殺死。」瑟吉在成為美國公民之前是智利空軍少尉。

他的家庭裡包括他的太太，葛特璐；他們的三個小孩，洛葛仙妮、蘇西和約翰；還有三個孫子。他們全家一起去墨西哥的一個有名景點度假，同時他們積極參與教會中各種活動。

音樂以各種形式交織在瑟吉的人生中，他喜歡在拉丁音樂中跳舞，也享受各種不同形式的歌曲，由大型樂團到古典音樂，也有歌劇。他會打網球和乒乓球，同時是芝加哥小熊

隊和綠灣包裝人隊的球迷，這帶給他很大的快樂。他也喜歡釣魚、打獵、游泳和閱讀。瑟吉是一個溫柔親切、不自私和充滿快樂的人。（第72，70頁）

埃德娜‧卡蘿‧格林威地（1916－1996）

　　埃德娜‧卡蘿在一個農莊長大，是家中五個兄弟姐妹中最小的一個。埃德娜‧卡蘿喜歡搞笑；「你的兄弟姐妹是否寵壞了你？」她拒絕自己被寵壞，事實上她有許多的記憶都是有關她是家中「洋娃娃」的情形。她的女兒凱蒂、孫子和一個曾孫是她生命的重心。

　　幫助和關懷他人佔了埃德娜‧卡蘿很大一部分人生。她很積極的參與教堂，幫助準備一些特別的晚餐，她有充足的食譜可以為了任何情況準備一道食物。她喜歡縫紉、縫被子和製陶藝術。埃德娜‧卡蘿是一個焦慮又快樂，友善和帶來歡樂的人。（第79頁）

潔芮‧格林威（1940－1997）

　　在匆匆翻閱一本美麗的繪畫書後，潔芮可以很快的指出「那是梵谷的星夜」，藝術、文學和歌劇是她熟悉的領域。令人印象深刻的，她可以使用幾種語言閱讀這些主題文章。

　　在獲得德國文學哲學博士後，她在幾所學院教過書。她因為她的廣泛知識以及使用輕鬆氣氛教學而受到學生的喜愛。

　　潔芮以她的家庭為榮，他們會一起享受旅行、游泳、園藝和慢跑。收養一隻名字叫做奧林匹亞的鯨魚只是她在生態方面關注的一種表現。她喜歡美國南方紐奧良的食物，一種來自於她出生地路易斯安那州的口味。有天份、老於世故、美麗和讓人喜愛等詞彙，都是用來描述潔芮的。（第85，27頁）

伊迪斯・海亦（1919—）

「現在來的是伊迪斯，我們主要的擁抱者。」她都會給予任何人一個溫暖、肯定的擁抱。伊迪斯出生在愛荷華州康尼市附近農莊中，是家裡九個小孩之一。她的家人對於教育非常重視，伊迪斯在密蘇里州立大學獲得護理學位，她在肯塔基州的愛麗斯羅意德學院擔任校護職務，她的先生是學院的院長。他們的五個小孩會告訴你，她也在照顧他們時使用護理方面的觀念。

簡單地述說伊迪斯的一生，她會因為小鳥唱歌而欣喜，因為春天的第一朵花出現而高興，是一個多產量的筆記作家，會為了自己親手作卡片，目前和喜愛和小孩、孫子以及曾孫在一起。（第84，102，171頁）

詹姆斯・赫勒威（1927—）

在五年級時擔任班長，呈現出詹姆士・赫勒威早年對於學校和教育的熱愛。高中畢業後接受徵召入伍陸軍，退伍後收到了政府發的金融券，讓他獲得許多機會繼續追尋這個對於教育的興趣。他進入霍華德范德比爾特大學，後來在耶魯大學拿到他的哲學博士學位。在耶魯的時候，他遇到了他的妻子南西，他們是五個小孩的父母。

吉姆在大學教哲學和宗教，他是一個依據《聖經》的學者，喜歡花許多時間來討論這本他認為是本世紀最重要的宗教書籍，他曾經用一年的時間在瑞士巴塞爾跟隨卡爾・巴特（一位二十世紀的神學大師）學習神學。他很珍惜當初和幾位朋友在耶魯的時光，也同時珍惜一起旅行和參觀藝術博物館的經歷。（第76，168頁）

弗蘭西斯（安妮）‧赫姆（1933－）

夏天和祖父母在農場中是安妮——一個城市女孩——的快樂時光，她喜歡在寬闊的地方騎她的自行車。高中畢業後，她參加一個四年課程的護理訓練，後來成為一個外科護士。

一見鍾情，安妮和傑克‧赫姆在認識的同一年結婚了。他們有三個女兒和四個孫子。他們都喜歡旅行、保齡球和跳舞—從排舞和木屐舞到交際舞都會跳。教堂和家庭生活是他們的生活重心。安妮因為她有傳染力的笑容以及親切的態度，讓周遭的人都喜歡她。（第30，175頁）

黛西‧貝爾‧傑金斯（1902－1991）

誕生在奧克拉荷馬地區，當時奧克拉荷馬尚未成為州，黛西喜歡回憶兒童早期生活在帳篷和有篷的四輪馬車的情形。她會自誇地提到，她可以做和她的八個兄弟一樣的事情，包括砍柴、拖木材和在田裡工作。

黛西會讓每個人驚奇的是她對於一個老諺語的記憶。在問到她今天覺得如何時，她總是說到「比平常差一點」對於其他的事情，她會常常如此回答「不要取笑別人」，「媽媽的智慧」，以及「不要把每個人當傻瓜」。有時候遇到爭吵時，她會搖搖罐子來強調，每個人都喜歡黛西。黛西和先生勞倫斯有兩個小孩，勞倫希塔和艾德華，以及兩個孫女，納歐塔和奈兒薇里。黛西在她人生最後時光是和納歐塔住在一起。對家庭的貢獻精神和強烈對上帝的信仰是支撐黛西度過人生不論好壞時光的力量。（第84頁）

麗歐塔‧基爾肯尼（1902－1991）

「聖約翰‧肯塔基州，在靠近路易維耳市附近。」麗歐塔喜歡回想起她小時候在聖約翰附近農場的生活情形。男孩

們擠牛奶，接著這些牛奶被火車運到路易維耳市。她清楚地記得她被邀請一起運送牛奶到火車站，看著牛奶裝上火車。她喜愛農場，尤其是那些動物及房子附近的樹林，是她和許多兄弟姐妹一起玩耍的地方。麗歐塔由伯利恆學院附近的高中畢業。

作為一個全職家庭主婦，麗歐塔是一個專注的妻子和三個小孩的媽媽：安・瑪利亞、約翰及瑪莉・珍。她們全家都是活躍的羅馬天主教徒。她是和藹的、認真的以及風趣的人。（第69頁）

馬斯・松村（1937—　）

出生於加州聖摩尼卡，馬斯是一個親密家庭裡三個小孩中的老大。在二次世界大戰期間，他五歲的時候，他和全家被拘留在加州沙漠的曼哲拿爾。特別是，在安斯艾爾，亞當斯，一個照相師拿出馬斯當時的照片，可以看出他是一個體格健壯和積極的年輕人。

他和太太梅結婚超過三十五年，他們有三個小孩，辛蒂、戴娜和瑞棋。在1993年退休之前，馬斯在一家商業培育的公司工作，主要是培育梔子花。

他的小孩說馬斯總是在他們的身旁。當人們想到馬斯的時候，「一個友善及仁慈的心靈」這個描述就會出現在腦海中。（第71，81頁）

薇拉・麥卡比（1915—1997）

「通常在小孩第一天到學校的時候，我只是一直地擁抱他們。」薇拉，一個在一年級擔任三十二年的老師，知道什麼是必須要做的。小孩們包括他的孫子，葛列格和傑森，是薇拉生命中的陽光。

薇拉享受於談論過去的事情，包括她和朋友一起走到學校途中發生的趣事，她用一個稻草編織的午餐籃帶午餐去學校，以及課間休息時間裡玩的遊戲。她也很喜歡談論她的特殊嗜好，包括種菜，做被子，聽音樂，唱歌和長時間步行。在問候朋友的時候，薇拉的臉上都是充滿著有感染性的歡樂，她會讓周遭的人充滿活力，也使得屋內的氣氛高昂起來。（第23，92頁）

露比・梅・莫里斯（1912－1999）

艱困工作的人生並沒有讓露比・梅期望有一個好時光的願望消失。她是一個愛開玩笑的人，總是喜歡說一些好聽的笑話。她對於小孩及動物的愛是很明顯的：「上帝將他們贈與我們，讓我們去愛和照顧他們。」她經常如此提醒我們。她的家庭、她的教會以及關懷他人是她生命的重心。露比・梅堅持說她不在乎艱困的工作：「拿起油漆刷子，我會將你的房子從頭到腳的油漆一遍。我可以做許多你無法想像的事情。」她喜歡唱歌和跳舞，以及一直穿著她最好的衣服，「好像隨時準備照相。」

她的女兒朵勒莉斯如此稱讚她：「她是我們家中非常特別的一朵玫瑰，上帝會將她帶到永恆的花園中。」她有一個甜美的心靈。（第78，25頁）

傑理・魯坦伯格（1908－1987）

一系列的小中風病沒有始使得傑理失去他的幽默感以及令人精驚豔的理解能力。他幾乎在任何場合都會說一些風趣的話，以及他的機智也給大家帶來歡樂。有一次，他聽到「在河上尋航」這首歌，當出現走音的時候，傑理立刻說：「請放下救生艇，我們要沉下去了。」在回答「你記得你在

十二歲時的回憶嗎？」這個問題時，他的妙語是「等待十三歲。」

他將他心愛的小狗命名為「快點」，並且告訴大家他如此命名的原因是，他的小狗會「吃快點而不是慢一點」。跳舞、唱歌、紙牌遊戲以及文字猜謎會讓他放鬆。傑理是一個非常傑出的生意人、慈善家、熱衷的讀者，以及綜觀來說，是一個忠實的先生和父親。（第81頁）

瑪麗亞·索翁妮（1922－）

出生在義大利西西里島的巴雷司帖答，瑪麗亞對於兒童時期有鮮明的記憶——她可以在他們海邊家裡臥室的窗戶看到海。音樂佔了瑪麗亞人生中非常重要的位置。她在小時候就開始上鋼琴課程，最後成為一個有造詣的鋼琴家；在她整個人生中，她都享受彈鋼琴的樂趣。她也很喜歡在長大過程中，和爸爸騎在馬背上的感覺。

瑪麗亞和她的家庭曾經在阿根廷住了許多年，之後全家搬到美國居住時，瑪麗亞在西拉鳩斯大學完成她的博士學位，爾後在肯塔基州立大學和東肯塔基大學教授西班牙文和義大利文。美麗、莊嚴、有愛心以及對家庭的付出都是形容瑪麗亞的辭彙。（第74頁）

艾瑪·辛浦森（1921－）

艾瑪是家中十六個小孩中最小的女孩，她出生以及成長在肯塔基州羅素郡的鄉下。她在十六歲的時中斷學習，開始工作協助維持家庭。在十九歲的時候，和里斯李·辛浦森結婚，後來有兩個小孩，一個女孩和一個男孩。

艾瑪總是因為她的機智以及閃耀的個性被大家認識。她對於中斷學習感到懊悔，在五十多歲的時候完成她的成人繼續

教育課程。艾瑪除了在州政府工作之外,她還參加許多的社區志願工作。在她退休後,她和先生花了許多時間在肯塔基州法蘭克福的老年公民中心、組織舞蹈、普通的家庭晚餐、運動課程以及在一個成人識字方案教學。（第79,28頁）

泰普‧史蒂文（1923－）

泰普因為父母是軍人的因素,出生在中國山區的一個小醫療站中,他三歲時離開中國,但是從未失去他對於世界事務的熱情或是興趣。他在南加州大學取得國際教育博士學位,並且投入許多工作時間在國際爭端的解決,包括在沙烏地阿拉伯政府工作了十三年的時間。

在1996年他退休,到聖塔巴巴拉市兩年後,泰普和她的太太開始注意到他的記憶下降問題,他們兩個一起正向地面對他被診斷為阿茲海默氏症,仍然持續在退休社區Vista del Monte【譯註】,中維持活躍參與。泰普仍然在地區成人教育方案中教學,並且繼續寫詩。他說「這是非常重要的,不要在我們的生命中退縮,而是要繼續維持和外界的聯繫以及並且不要害怕犯錯—讓我們自己參與我們整個的人生。」（第72,173頁）

法蘭西斯‧塔特門（1935－）

法蘭西斯的先生,比爾,承認在教會活動中看到她時,「她吸住我的眼睛。」他們在1953年結婚,有四個小孩勞拉、艾咪、西奧多和麥克——和七個孫子。

法蘭西斯總是對於生活中單純的事物感興趣。在十幾歲時,法蘭西斯很喜歡去拜訪住在農場中的祖父母。她及家人

譯註　保留原文,大家可以在網路搜尋相關訊息。

一起去過許多州立公園野餐。她對於他的家庭，同時扮演妻子和媽媽的角色。教會是她生命中重要的一部分，教會的唱詩班也因為她美麗的嗓音而獲得好處。法蘭西斯可以用口哨吹任何一首歌曲，她也因為她明亮的嗓音讓朋友驚豔。法蘭西斯的先生如此描述她「了不起的女人」，同時也是一個好的妻子和媽媽。（第86，87頁）

艾瑪·伍德（1921－1992）

艾瑪和三個兄弟一起長大，在她是小女孩時他們很照顧她。高中畢業後，她在一家菸草工廠擔任「再乾燥」的工作（因為當時菸葉是用船運），以及出勤時間計時員。那是個艱困的工作，艾瑪證實道！

在1950年6月4日艾瑪和霍華·伍德結婚，他們一起撫養了八個小孩。在小孩的眼中，他們是偉大的媽媽和爸爸。艾瑪後來成為一個全職家庭主婦，他們家成為全部人聚集的地方，包括孫子和曾孫。艾瑪將時間貢獻給家庭。她同時維持強烈的宗教信仰，享受聽音樂和唱歌。（第218頁）

南西·傑克曼（1928－1992）

在她年輕時是一個運動型的人，南西選擇在俄亥俄州牛津的邁阿密大學主修運動教育。她的運動興趣以及能力持續她整個一生，她在網球方面有特殊的技巧和才能。

南西也是一個有藝術天份的人，為了他的先生，弗雷德；小孩，里克和詹米；她的小貓，瑪里琳和莫柔依；創造一個美麗的家。她規則的參與醫院志願工作，和許多她有興趣的事情，包括參加藝術課程及工作坊、園藝、打紙牌、作針線工作以及各種體育活動。南西有傳染力的笑容和喜歡朋友圍繞身邊，讓她有「豐富的友誼」。（第108頁）

菲爾‧祖威基（1949－）

　　當他三歲的時候拆開水龍頭，菲爾‧祖威基就展現了在機械方面的天份。他順利的取得電子機械的學士、碩士和博士，也有一個成功的事業，包括獲得許多專利和獎項。

　　他和凱倫在1991年結婚，有兩個兒子伴隨凱倫。自他四十九歲被診斷阿茲海默氏症後，他仍然繼續享受他對於風帆的熱情、和小狗長途健行、旅行以及將全部時間和家人相處。他們決定用最豐富的方式度過剩餘的時間，和決定再舉行一次婚禮，同時到夏威夷旅行；要在歐洲度過一個月的時間；以及計畫前往拉斯維加斯和黃石公園（他們從未去過的地方）。（第73，174頁）

〔附錄二〕
關於作者

　　維吉尼亞・貝爾　一生都是一個人道主義者，她和一個牧師結婚後，在養育五個小孩的同時，無私地奉獻和維護她的教會社區。在先生退休前，貝爾女士在1982年，她六十歲的時候，拿到肯塔基大學的社會工作碩士學位。她在肯塔基大學山達斯布朗老年中心擔任家庭諮商工作，同時在此認識和體會到阿茲海默氏症、相關失智症的患者以及他們的照顧者所面對的獨特挑戰。她對這個問題的回應是在肯塔基州萊星頓市成立伸手助人成人日間中心，提供她覺得這些家庭最需要的照顧。貝爾女士在伸手助人中心裡，陸續訓練無數的工作人員、學生和志願工作者在工作態度裡融入好朋友的對待方式來照顧，也對成人日間中心持續的成功做出貢獻。

　　她獲得許多來自她的社區以及阿茲海默氏症領域的獎項，曾經和她的共同作者大衛，儲克索出版過兩本書《使用對待好朋友的方式照顧阿茲海默症》（*The Best Friends Approach to Alzheimer's Care*），和《好朋友的工作人員：建立一個阿茲海默氏症的照顧方案的文化》（*The Best Friends Staffs: Building a Culture of Care in Alzheimer's Programs*），兩本書都是由專業健康出版社（HealProfessions Pres）出版。

　　現在，當她不是和她的十二個孫子以及三個曾孫玩耍，或是做十公里的跑步，貝爾女士就是在全國以及全世界旅行，對於那些罹患阿茲海默氏症的人傳達可以有方法改善他們生活的好消息。你可以透過這個電子郵件信箱 bestfriendsvbell@aol.com聯絡到她。

在公共衛生領域的長期工作後，大衛‧儲克索將他的專業生涯轉入促進阿茲海默氏症患者有更加美好的人生。在取得公共衛生碩士學位後，儲克索先生在肯塔基大學山達斯布朗老年中心裡工作，該中心在當時是美國聯邦基金資助的十個阿茲海默氏症研究中心其中之一。在那裡，他遇見維吉尼亞‧貝爾，並且開始和她一起合作有關改善肯塔基州阿茲海默氏症患者及他們照顧者的服務以及教育工作。他是阿茲海默氏症協會萊星頓/牧草分會第一任執行理事長（現在是大肯塔基州和南印第安納州分會），

因為他分會中對於病患以及家屬的服務，他和貝爾女士一起獲得四個國家阿茲海默氏症協會最優良方案獎之一。

自1994年儲克索先生擔任加州中央海岸區阿茲海默症協會分會執行理事長（過去的聖塔巴巴拉市/凡吐拉市分會），在那裡他和一些熱心的同事及志工持續的發展許多創新的健康教育方案。

除了這本他和貝爾女士共同寫作關於好朋友方式理念的書之外，他們一起合作寫了一系列主題由心靈層面、工作人員訓練及發展，到以人為中心的照顧等，有影響力的期刊文獻，還包括被廣泛轉載的阿茲海默氏症的權利。儲克索先生也是一本國際通訊名為Early Alzheimer's的副主編；一個遊歷廣泛的演說家和提倡者，他鼓勵全世界專業人員開始注意到幾百萬個阿茲海默氏症患者在不同文化下的照顧需求。你可以透過這個電子郵件信箱 bestfriendsdavid@aol.com 聯絡到他。

讓居家照顧更容易的社區資源

　　將一個阿茲海默氏症或相關失智症的人當成最好的朋友，也就是盡可能地陪在他（她）的周圍給予良好的照顧，對大多數的家庭來說，需要使用到許多社區資源。

　　因為這一類的資源，甚至是名稱都會因不同社區而改變，所以本章只是使用通稱。下列的方案可以在許多社區取得，你居住的城鎮也可能有提供地區老年服務的名冊。在多數的社區或是地區，一個地區或國家的阿茲海默氏症協會或學會也提供親自或電話的協助。在本章，你可以在以下的標題「組織、網站和建議閱讀」找到下述許多方案的資訊。

成人日間服務（Adult Day Services）

　　就如同第十一章所提到的，我們強烈建議利用成人日間服務，我們也認為這是對於阿茲海默氏症的一種「治療」。成人日間中心提供督導以及在照顧者休息時豐富了老人的生活。中心工作人員也同時幫忙家人聯繫其他形式的社區服務，有些中心專門照顧失智症，其他的也同時照顧虛弱和認知功能喪失的老人。如果在居住地有日間中心的讀者應該今天就去參觀一下。

地區老年代辦處（Area Agencies on Aging）

　　地區老年代辦處是許多聯邦政府、各州，以及社區老人方案和地區基金的聯結網絡。他們也提供老人服務的改善和一系列廣泛的服務，包括法律服務、資訊和轉診服務，以及

照顧管理計畫。

教堂和多種宗教志願者方案（Church and Interfaith Volunteer Programs）

許多教堂因應美國人口老化，提供針對老人的特別服務。舉例來說，教區的護士人數增加。教堂有時讓志願者到照顧者的家裡幫忙。讀者如果是這種信仰團體的一分子可以利用這種幫助。

受虐老人介入服務/成人保護服務（Elder Abuse Intervention Services/Adult Protective Services）

受虐老人介入方案調查老人不當的對待，包含暴力和忽視。值得注意的是，這個計畫也會調查經濟上的虐待或是剝削，目前正在增加中的問題。這種服務的另一個名稱叫成人保護服務（APS）；多數APS是屬於地方政府的計畫，而且依靠法律來執行。

友善拜訪（Friendly Visiting）

有些政府和私人組織提供友善拜訪計畫，由工作人員或是志願者定期訪視在家居住的老人，他們會花時間陪他（她），並確定一切都很好。

老人評估計畫 / 護士（Geriatric Assessment Programs/Nurses）

有些私人或是政府機構雇用個人或團體來進行家庭訪視，訪視中會評估老人的健康狀況，同時對於他需要的服務提供適當的建議。機構做評估時可能需要付費。這些團體可能會有精神醫療方面的團隊，以幫忙評估老人是否對自己或是他人有危險性。

老人照顧管理人（Geriatric Care Managers）

老人照顧管理是一個比較新的健康照顧產業，包含了幫助設置服務、管理帳務，以及鐘點計費的照顧建議。典型的管理人是經由登記的護士或社工。照顧者應該選擇專業老人照顧管理人國家協會的會員公司或是個人，同時要檢查資歷，這是一個還沒有規範的行業。老人照顧管理對於遠距離的照顧者特別有價值，他們需要一個負責的團體能夠幫忙照顧父母，或是讓有工作的照顧者可以付費請人幫忙展開一個照顧計畫。這些管理人也可以幫忙居家看護的雇用以及護理機構的安置。

居家健康協助（Home Health Aides）

居家健康協助可以處理護理相關的工作，例如給予藥物。他們也可以幫忙洗澡、穿衣和其他個人照顧工作。

安寧照顧（Hospice Care）

越來越多的安寧計畫、失智症照顧的提供者和照顧者家人，一起協助失智症的人獲得有尊嚴的臨終生活。安寧工作者是由一般保險公司或是醫療保險來提供經費，提供疾病末期的人和他們的家人在醫療和社交上的幫助。他們大多關注在提供身體上和感情上的舒適。安寧計畫中也有悲傷團體，在失智親人去世之後提供需要的幫助。

家庭事務服務（Homemaker Services）

家庭事務服務計畫提供老人家居家雜務的幫忙，例如洗衣，購物，煮飯和清潔工作。也提供個人日常照顧的工作如洗澡，穿衣，剪頭髮，餵食和其他個人照顧活動。

營養計畫和居家送餐（Nutritional Programs and HomeDelivered Meals）

許多社區有「營養站」，老人家可以在那裡得到免費或是低價的餐點。輪子上的餐點是一個廣為人知的送餐服務，可能在你居住地的附近有類似的服務，會對於你家裡的居家老人有幫助。

過夜，週末或是短期的喘息照顧計畫（Overnight, Weekend, or ShortTerm Respite Care Programs）

一些住民照顧機構或是成人日間中心提供過夜的、週末的，或是短期的照顧。如果你需要一些時間來做家庭拜訪，有急事，或是想休假，這類服務對你而言是很有價值的。

安全回家（Safe Return）

安全回家是一個由國家阿茲海默氏症協會所發展的計畫，用來幫助地區可以定位容易迷路的失智症個人。這個計畫包含了一個貼在衣服上的標籤組套和手環。請和你的地區失智症協會或是國家失智症協會總部索取更多資訊。

老人中心（Senior Centers）

老人中心常是一個社區提供老人服務和活動的地方。在老人中心，舉例而言，家屬可以找到教人如何聘請居家照顧的手冊。家屬應該拜訪這些中心了解他們的計畫，並且找找看有沒有適合那個人的活動。

老人注視顧問（Senior Peer Counseling）

有些社區發展老人注視顧問計畫，他們會派受過訓練的志工到家裡提供指導和諮商。這個「注視」的顧問通常是受

過訓練的志工，通常是年長的人或是曾經接受過類似照顧經驗的人。許多家人發現這種顧問提供的是非常寶貴的經驗，處理他們生活上的改變、難過的事情和家庭的衝突。

大學醫院附屬的記憶障礙門診（UniversityBased Memory Disorder Clinics）

許多大學醫院發展了專門的記憶障礙門診，作為相關研究的一部分。這種門診通常會是一個團隊來提供照顧，其中包括臨床醫師、護士、社工和神經臨床心理師來一同合作診斷和提供家屬持續的支持。這個門診也有參加藥物研究的實驗的機會。

退伍軍人部計畫（Veteran's Administration (VA) Program）

退伍軍人享有各種好處，其中包括了長期照顧服務。最近幾年，退伍軍人部加強了照顧失智症的退伍軍人計畫。就算你的親人只服役一小段時間，他（她）也可以得到許多好處和支持。你的附近可能會有辦公室；請查閱電話簿。

訪視護理協會/居家健康代辦處（Visiting Nurse Association /Home Health Agencies）

許多訪視護理協會和居家健康代辦處（營利或是非營利）可以到那個人的家裡，評估他（她）的身體健康或是提供接下來的服務。通常醫療保險和私人保險可以支付費用。許多居家健康代辦處會定期訪視評估那個人，同時建立追蹤檔案。這個檔案可以在緊急時當作救生工具，例如照顧者生病時。代辦處可以接續開始提供服務，而且已經存有家屬的聯絡電話、醫生的姓名以及相關的醫療資訊。

台灣地區相關資源介紹

居家服務

　　居家照護服務的目的在於，協助因身體或心智功能受損而導致日常生活功能需他人協助之居家老人及身心障礙者得到所需之持續性照顧，以提升其自我照顧能力、舒緩家庭照顧者壓力，以及提供家屬學習適合之照顧技巧，期能增進個案及家屬之生活品質。失智症患者在病程進展過程中，若有居家日常生活需他人協助，家屬或法定代理人可以向當地長期照護管理中心申請居家服務員到家中提供照護。

服務對象：

● 符合各縣市設籍期限規定者（可上各社會局網站或電洽縣市社會局）。

● 因身心受損致日常生活功能需他人協助者。

● 前款所稱身心功能受損至日常生活功能需他人協助之認定標準，應符合下列情形之一：

　1. 輕度失能：一至二項ADLs【註1】失能者；僅IADL【註2】失能之獨居老人。

　2. 中度失能：三至四項ADLs失能者。

　3. 重度失能：五項（含）以上ADLs失能者。
　　以上需要協助者即為輕度失能。

註1　　ADLs包含：進食、移位、如廁、洗澡、平地走動、穿脫衣褲等六項。

註2　　IADLs包含：上街購物、外出活動、食物烹調、家務維持、洗衣服等五項中有三項

服務項目：

● 家庭及日常生活照顧服務： 換洗衣物之洗滌與修補、個案生活起居空間之居家環境清潔、家務及文書處理、陪同或代購生活必須用品、陪同就醫或聯絡醫療機關（構）、其他相關之居家服務。

● 其他相關身體照顧服務： 協助沐浴、穿換衣服、進食、服藥、口腔清潔、如廁、翻身、拍背、肢體關節活動、上下床、陪同散步、運動、協助使用日常生活輔助器具、及其他相關身體照顧服務。

申請方式：以電話申請或親自前往戶籍所在地之長期照顧管理中心申請。依核定服務時數及項目，由社會局/處委託之居家服務單位聘僱訓練合格照顧服務員提供到宅居家照護服務。居家服務的資源如連結非常多，請連結以下網址查詢進一步的訊息：http://www.tada2002.org.tw/Support.Tada2002.org.tw/support_resources04_all.html

團體家屋

失智症團體家屋（Group Home）是提供失智症患者一種小規模，生活環境家庭化及照顧服務個別化的服務模式，滿足失智症個案之多元照顧服務需求，並提高其自主能力與生活品質。有別於一般的機構式照護，家屋的空間規畫猶如一般家庭，有共用的客廳、餐廳、廚房、廁所，及屬於自己的臥室、廁所。照顧服務員及工作人員都有受過失智症相關訓練，他們像朋友或家人一般陪伴患者共同生活，尊重患者的生活經驗並依照患者的獨特性與病程，依個人喜好與興趣制訂個別生活照顧計畫，將照顧及復健技巧融入日常生活中，且協助患者能夠從生活中維持其既有的功能，幫助失智症患

者安心地過正常的生活，延緩退化的速度。

服務對象：經醫師診斷中度以上失智（CDR為2分以上）為原則，具行動能力、但需被照顧之失智症個案。（實際入住標準可洽詢團體家屋單位）

服務內容：
● 提供失智症患者居住及餐飲服務。
● 適當引導、輔助失智症患者生活參與及管理，並能因應緊急狀況。
● 提供失智症患者進食、沐浴及如廁等日常生活協助。申請方式 與失智症團體家屋聯繫並安排入住評估。

補助方式：依失智個案分級有不同標準，是否有補助請逕洽各團體家屋。目前台灣有的團體家屋，請查詢網站取得進一步的訊息：http://www.tada2002.org.tw/Support.Tada2002.org.tw/support_resources11_all.html

台灣地區相關網站：
失智症社會支持中心-社會支持網
　http://www.tada2002.org.tw/Support.Tada2002.org.tw/Default.aspx
台灣失智症協會 http://www.tada2002.org.tw/
財團法人天主教失智老人社會福利基金會 http://www.cfad.org.tw
社團法人中華民國失智者照顧協會 http://www.cdca.org.tw
台灣臨床失智症學會 http://tds.org.tw
中華民國老人福利推動聯盟 http://www.oldpeople.org.tw/
中華民國家庭照顧者關懷總會 http://www.familycare.org.tw
台灣老年精神醫學會 http://www.tsgp.org.tw/
※資料來源：台灣失智症協會網站

〔附錄五〕
國際相關組織和網站

ORGANIZATIONS （組織）

Alzheimer's Association （阿茲海默氏症協會）

919 N. Michigan, Suite 1000

Chicago, IL 60611

8002723900 or 3123358700

www.alz.org

　　擁有超過100個分部的阿茲海默氏症協會是家屬尋求幫助的第一個地方。相關分部提供沒有偏見的資訊和轉介服務。他們提供許多服務包括教育、病人和家屬服務、宣導以及贊助研究。由他們贊助的支持團體、協會通訊、安全回家計畫和電話線上幫忙（有些地方是有24小時服務），都對於家屬有很大的協助。

Alzheimer's Disease Education & Referral （阿茲海默氏症教育和轉介中心）ADEAR center

Box 8250

Silver Spring, MD 20907

8004384380 or 3014953311

www.alzheimers.org

　　由美國政府所成立的國家老年協會（NIA），ADEAR維持了關於阿茲海默氏症的研究、診斷、治療、藥物、臨床試驗，以及聯邦政府計畫和資源的資訊。ADEAR也幫你找到離

你最近，由NIA所成立的阿茲海默氏症研究中心，其中多數都有記憶障礙門診。

American Association of Retired Persons （美國退休協會,AARP）

601 E Street, NW

Washington, D.C. 20049

8004243410

www.aarp.org

是一個為了超過50歲的人成立的重要推廣團體。AARP有優良的出版品和其他服務，甚至包括折扣的藥品。它的網站充滿了優質文章，這些文章是可以下載和列印當作未來的參考。

Eldercare Locator （老人照顧的定位者）

8006771116

www.eldercare.org

這個免費的電話和網站幫忙人們定位出美國的每一個社區的老人服務。它是由美國老人部門所成立，並且和各州的國家協會的老人分會合作。聯絡這個服務的人可以使用超過4800的各州地區資訊以及轉介服務者，以及所有認證過機構的詳細地址。資料庫也包含了某些特殊用途的資訊以及阿茲海默氏症熱線的轉介電話號碼、成人日間中心和喘息服務、護理之家人權擁護者協會、消費者詐騙、居家照顧申訴、法律服務、老人虐待/保護服務、醫療保險機構、稅務協助和運輸。老人照顧定位者的服務時間是一般上班日，從上午9:00到下午8:00 （美國東部時間）。進一步關於老人照顧定位者的資訊可以和老人區域代辦處的國家協會聯絡。

Family Caregiver Alliance （家庭照顧者聯盟）

425 Bush Street, Suite 500

San Francisco, CA 94108

4154343388

www.caregiver.org

是一個全國的非營利組織，能幫助照顧者調適各種議題。網站裡，也有許多對於同性戀者有用的訊息。

National Association of Professional Geriatric Care Managers
（專業老人照顧管理人國家協會，NAPGCM）

164 N. Country Club Road

Tucson, AZ 857163102

5208818008

www.caremanager.org

NAPGCM是由目標是「提供和促進老人和家屬有尊嚴照顧」的開業者所成立的非營利、專業的組織。擁有超過1500個會員，其中多數是照顧管理者，NAPGCM堅定地讓老人擁有最大的獨立和自主，並致力於讓人堅信最高品質的生活，和最有成本效益的健康和人性服務，無論何時何地都是恰當的。

National Stroke Association （國家中風協會）

96 Inverness Drive, East, Suite 1

Englewood, CO 80112

800STROKES

www.stroke.org

一個在此領域居於領導地位的組織，致力於教育有關中風和中風預防，以及相關的研究以發現最有效的治療方式。

網站

　　關於阿茲海默氏症和其他相關的失智症，網際網路提供了許多令人驚訝的的資訊，這裡有一些推薦的網站。如果你沒有電腦，多數的社區裡的地區圖書館有提供免費的網路。

www.aarp.org

　　AARP是一個優質地網站，其中有各方面關於老人和退休的資訊。

www.alzheimers.org

　　由美國政府的國家老人機構所成立，ADEAR提供關於阿茲海默氏症的研究、診斷、治療、藥物、臨床試驗以及聯邦政府的計畫和資源等資訊。

www.alz.co.uk

　　阿茲海默氏症的國際網站（ADI），其中連結全球超過50個阿茲海默氏症組織的網站。它使用了超過25種語言來提供相關的資訊以及關於阿茲海默氏症對於全球衝擊的資訊。

www.alzla.org/espanol/gail/contenido.html

　　來自洛杉磯阿茲海默氏症協會所提供的西班牙文的網站，對於拉丁語系的照顧者和家人有很大的幫助。

www.alz.org

　　阿茲海默氏症協會提供資訊給阿茲海默氏症以及相關的失智症患者、照顧者、研究者、臨床醫師和健康照顧專業人員的網站，是一個居於領導地位的美國志願健康組織。這個

網站可以幫你找到離你家最近的阿茲海默氏症協會的分部。

www.alzforum.org

阿茲海默氏症論壇是一個機構，給研究者、臨床醫師、和一般人公開的新聞、文章、討論區、會談、診斷和治療準則，藥品和臨床試驗名冊，以及研究進展的手冊。

www.alz.ca

加拿大阿茲海默氏症協會是加拿大的非營利健康組織。協會包含三個層級，國家、省和地區一起提供全國性的網路服務，來幫助受到阿茲海默氏症影響的加拿大人。

www.biostat.wustl.edu/alzheimer

在聖路易華盛頓大學成立的阿茲海默氏症網站，其中包含了老年和失智症相關的網站連結，以及阿茲海默氏症的討論團體（一個線上的家庭照顧者和專業工作人員的支持團體）。

www.benefitscheckup.org

益處檢查，是國會對於老人和其他伴侶的計畫，是一個免費、方便使用者來使用的服務，目的是協助年長的美國人發現聯邦政府或市政府相關的協助計畫。過去搜尋這些計畫會花很長的時間，同時也令人感到挫折；這個網站讓這件事變得容易多了。

www.caregiver.org

家庭照顧聯盟是一個全國性的非營利組織，目的是幫助照顧者調適各種議題。也包含對於同性戀照顧者有幫助的資訊。

www.dasninternational.org

由失智症的人所維護的網站，提供失智症的人資源。

www.mayoclinic.com/home

梅約診所失智症中心的網站，包括許多關於開車、照顧技巧、營養、溝通、壓力管理，和憂鬱方面的文章，也有互動式照顧者壓力處理工具以及免費的電子郵件更新服務。

www.nlm.nih.gov/medlineplus/alzheimersdisease.html

國家醫藥圖書館所成立的多目標網站，提供各種連接到最新事物、症狀和診斷、研究、統計資料、臨床試驗、處理議題和其他資源。

www.alzhemiers.org/pubs/longterm.html

這個網站探討關於長期照顧的選擇，其中包含事先計畫的文章，如何做正確的決定和平順渡過轉變時期。

〔附錄六〕
延伸閱讀

中文書目

● 《認識失智症 的六大關鍵字》（2011）杉山弘道著，新銳文創。

● 《西出陽關：無故人的失智歲月》（2011）陳亮恭、劉建良著，大塊文化。

● 《失智症居家照護指南》（2010）南西‧麥斯、彼得‧羅賓斯著，書泉。

● 《忘了我是誰：阿茲海默症的世紀危機》（2010）楊翠屏著，印刻。

● 《我想念我自己》（2010）莉莎‧潔諾娃著，遠流。

● 《失智症照護指南〔增訂&字體加大版〕》（2009）邱銘章、湯麗玉著，原水。

● 《失智症非藥物治療手冊》（2009）李建德等，行政院衛生署嘉南療養院。

● 《失智症完全手冊：台灣失智症協會專家智慧集結》（2008）台灣失智症協會著，健康世界。

● 《圖解失智症‧阿茲海默症》（2008）林泰史著，世茂。

● 《奶奶慢慢忘記我了》（2008）維若妮可‧凡登阿必萊著，大穎文化。

● 《失智！這回事》（2007）小澤勳著，台灣商務。

● 《聰明活到一百歲：劉秀枝談失智與老人照護》（2007）劉秀枝著，天下雜誌。

● 《失智症照護指南》（2006）邱銘章、湯麗玉著，原水。

● 《失智老人創造世界》（2005）阿保順子著，台灣商務。

● 《愛的功課：治療師、病人及家屬的故事》（2003）蘇珊‧麥克丹尼爾、潔芮‧赫渥斯 & 威廉‧竇赫提著，心靈工坊。

英文推薦讀物

Barrick, A.L.., & Rader, J., Hoeffer, B. (2001). *Bathing Without a Battle: Personal Care of Individuals with Dementia.* New York: Springer Publishing Company

Bell, V., & Troxel, D. (1994). An Alzheimer's disease bill of rights. *American Journal of Alzheimer's care. September/October,* 36.

Bell, V., & Troxel, D. (2001). Spirituality and the person with dementia: A view from the field. *Alzherimer's care Quarterly, Spring,* 3146.

Bell, V., & Troxel, D. (2001). *The Best Friends Staff: Building a Culture of Care in Alzheimer's Programs.* Baltimore: Health Professions Press

Brawley, E.C. (1997). *Designing for Alzheimer's Disease: Strategies for Creating Better Care Environments.* New York: John Wiley & Sons

Calkins, M. (2001). *Creating Successful Dementia Care Settings* (Vols. 14). Baltimore: Health Professions Press

Castleman, M., Naythons, M., & GallagherThompson, D. (1999). *There's Still a Person in There: The Complete Guide to Treating and Coping with Alzheimer's.* New York: Putnam

Cohen, D. & Eisdorfer, C. (2001). *The Loss of Self: A Family Resource for the Care of Alzheimer's Disease and Related Disorders.* New York: W.W. Norton

Fazio, S., Seman, D., & Stansell, J. (1999). *Rethinking Alzheimer's Care.* Baltimore: Health Professions Press

Gwyther, L. (2001). *Care of Alzheimer's patients: A manual for nursing home staff* (2nd ed.) Chicargo: American Health Care Association & Alzheimer's Association.

Gwyther, L. Ballard, E., & Pavon, J. (2002). *Steps to succsess: Decisions about help at home for Alzheimer's caregivers.* Washington, DC: AARP Andrus Foundation.

Hartford Financial Services Group. (2000). *At the crossroads: A guide to Alzheimer's disease, dementia driveing.* Available from a Hartford insurance office or on the web at *www.thehartford.com.*

Hellen, C.R. (1998). *Alzheimer's disease: ActivityFocused Care* (2nd ed.). Woburn, MA: ButterworthHeinemann.

Kitwood, T. (1997). *Dementia reconsidered*. Birmingham, United Kingdom: Open University Press.

Kuhn, D. (1999). *Alzheimer's early stages: first steps in caring and treatment*. Alameda, CA: Hunter House.

Lustbader, W. (1992). *Counting on kindness: The dilemmas of dependency*. New York: The Free Press.

Post, S. (2000). *The moral challenge of Alzheimer's disease: Ethicak issues from diagnosis to dying* (2nd ed.). Baltimore: Johns Hopkins University Press.

Rader, J. (1995). *Individualized dementia care: Creative, compassionate approaches*. New York: Springer Publishing.

Robinson, A., Spencer B., & White, L. (1996). *Understanding difficult behaviors*. Ypsilanti: Eastern Michigan University.

Schmall, V. (2000). *Taking care of you: Powerful tools for cargiving*. Portland, OR: Legacy Health Care.

Shenk, David. (2001). *The forgetting*. New York: Doubleday.

Snyder, L. (2000). *Speaking our minds: Personal reflections from individuals with Alzheimer's*. New York: W. H. Freeman.

Warner, M. L. (2000). *The complete guide to Alzheimer'sproofing your home* (Rev. ed.). West Lafayette, IN: Prdue University Press.

White, L., & Spencer, B. (2000). *Moving a relative with memory loss: A family caregiver's guide*. Santa Rosa, CA: Whisp Publications.

Zgola, J. (1999). *Care that works: A relationship approach to persons with dementia*. Baltimore: Johns Hopkins University Press.

相關的個人作品

Avadian, B. (1999). *Where's my shores! My father's walk through Alzheimer's*. Lancaster, CA: Northstar Books.

Davis, R. (1989). *My journey into Alzheimer's disease.* Wheaton, IL: Tyndale House.

Debaggio, T. (2002). *Losing my mind: An intimate look at life with Alzheimer's.* New York: The Free Press.

Ewing, W. (1999). *Tears in God's bottle: Reflections on Alzheimer's caregiving.* Tucson, AZ: WhiteStone Circle Press.

Henderson, C. (1998). *Partial view: An Alzheimer's journal.* Dallas, TX: SMU Press.

Murphy, B. (1995). *He used to be someone: A jouyney into Alzheimer's disease throught the eyes of the caregiver.* Boulder, CO: Elder Books.

Rose, L. (1996). *Show me the way to get home.* Forest Knolls, CA: Elder Books.

Shanks, L.K., & Zarit, S.H. (1999). *Your name is Hughes Hannibal Shanks: A caregiver's guide to Alzheimer's.* New York: Penguin/ Putnam.

SelfHelp　023

你忘了我，但我永遠記得你：
以友善尊嚴方式照護失智症親友
A Dignified Life:
The Best Friends Approach to Alzheimer's Care, A Guide for Family Caregivers

作者—維吉尼亞‧貝爾(Virginia Bell)、
大衛‧儲克索(David Troxel)
審閱者—陳震宇　譯者—蔡佳芬

出版者—心靈工坊文化事業股份有限公司
發行人—王浩威
總編輯—徐嘉俊　特約編輯—崔西亞
執行編輯—黃心宜　內文編排—李宜芝
通訊地址—106台北市信義路四段53巷8號2樓
郵政劃撥—19546215　戶名—心靈工坊文化事業股份有限公司
電話——02) 2702-9186　傳真—02) 2702-9286
E-mail—service@psygarden.com.tw　網址—www.psygarden.com.tw

製版‧印刷—彩峰造藝印像股份有限公司
總經銷—大和書報圖書股份有限公司
電話—02) 8990-2588　傳真—02) 2290-1658
通訊地址—242新北市新莊區五工五路2號（五股工業區）
初版一刷—2012年9月　初版二刷—2022年12月
ISBN—978-986-6112-53-9　定價—320元

國家圖書館出版品預行編目資料

你忘了我，但我永遠記得你：以友善尊嚴方式照護失智症親友
　維吉尼亞‧貝爾(Virginia Bell)、大衛‧儲克索(David Troxel)著；蔡佳芬譯 -- 初版. --
　台北市：心靈工坊文化，2012.09面；公分.-- (Self Help 023)
　譯自：A Dignified Life: The Best Friends Approach to Alzheimer's Care, A Guide for Family Caregivers

ISBN 978-986-6112-53-9（平裝）

1. 老年失智症　2. 阿茲海默氏症　3. 長期照護

415.9341　　　　　　　　　　　　　　　　　　　101015361